Christine Guist,
Harry Assenmacher

Aroma für Leib & Seele

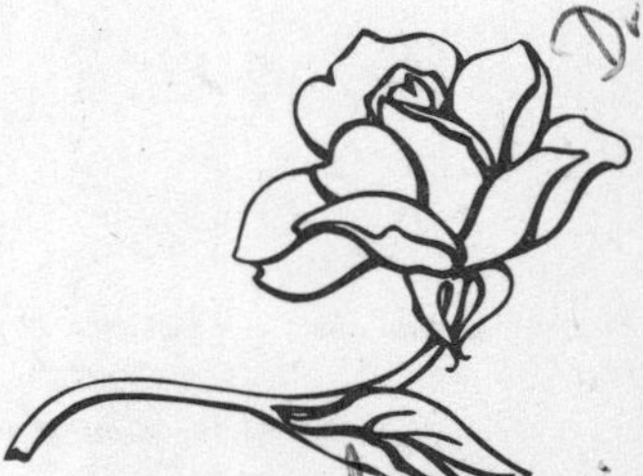

Drüzendorf
Mai 01

Viel Erfolg
und Spaß! sind
schon auf Deine
Erfahrungen
gespannt.

© *verlag gesund essen, Am Eichwald 24, 64850 Schaafheim,*
1. Auflage

Redaktion: *Christine Guist, Harry Assenmacher*
Gestaltung: *Petra Nyenhuis, Claudia Gunkel*
Zeichnungen: *Silvia Johna, Archiv*
Druck: *Graphischer Großbetrieb Pößneck GmbH*

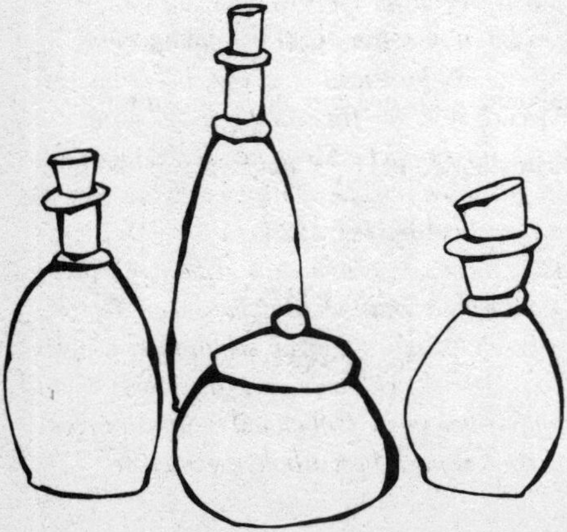

Ausgestattet mit fünf Sinnen sehen, tasten, hören, riechen und schmecken wir uns durch das Leben. Die einen verlassen sich nur auf das, was sie mit den eigenen Augen sehen, andere behaupten, „übersinnliches“ wahrzunehmen. Dabei ist die Wichtigkeit der verschiedenen „Antennen“ kulturabhängig : In Kulturen ohne Schrift war das Ohr sehr wichtig, da Erfahrungen und Überlieferungen mündlich weitergegeben wurden. Dagegen verlassen wir uns spätestens seit der Aufklärung fast ausschließlich auf das, was wir sehen und mit Logik und Verstand erklären können.

Doch dann ist oft schwer zu erklären, warum wir bestimmte Dinge oder Menschen nicht leiden können. Ursache dafür ist oft unser Geruchssinn, im Guten wie im Bösen kann er unsere Gefühle direkt, ohne Umleitung über Großhirn und Verstand, beeinflussen. Das mag ein herber Schlag für Anhänger der reinen Vernunft sein – für sinnliche Menschen ist es selbstverständlich. Sie möchten auf die sentimentale, betörende, erotische, unberechenbare Verführung durch Düfte, durch Aromen, nicht verzichten. Aus „Lebens-“Mitteln oder auch aus kleinen braunen Fläschchen, in denen aromatische Essenzen von Pflanzen schlummern – ganz nach eigenem „Geschmack“ holen wir diese hervor und können bewußt über unser Unbewußtes Stimmungen verändern, Erinnerungen hervorholen, genießen.

Sinn und Sinnlichkeit

„Die Augen sind die Wege des Menschen,
Die Nase sein Verstand.“
(Hildegard von Bingen, 1098–1179)

Mittlerweile sind wir so auf Logik und das Offensichtliche fixiert, daß wir gar nicht mehr wissen, wieso wir Bemerkungen über unerträgliche oder unsichere Situationen machen, die mit unserer Nase zu tun haben: „Ich kann ihn/sie nicht (mehr) riechen“ oder „Das stinkt zum Himmel“. „Verlaß dich auf deine Nase“ ist der Tip für unsichere KandidatInnen. „Erstunken und erlogen“ der Gipfel der Unehrlichkeit.
Anscheinend hat sprachlich unsere Nase eher etwas mit Intuition und Instinkt zu tun, das Auge dagegen mit unserem Verstand, der mit klarer „Sicht“ unsere Wege leitet und koordiniert. Aber wie nehmen wir nun unsere Umwelt wirklich wahr?
Unsere Augen sind der Weg und die Nase ist unser Verstand, meinte *Hildegard von Bingen* vor fast 900 Jahren. Und spricht sich so für unser Riechorgan aus. Dagegen tut sich die moderne Wissenschaft schwerer. Wahrnehmungspsychologen, Mediziner, Philosophen, Biologen, Pädagogen - sie alle versuchen unsere fünf (eigentlich sechs - Wärmewahrnehmung!) Sinne und deren komplexes Zusammenspiel zu ergründen.

Lange Zeit haben Wissenschaftler dem Geruchssinn kaum Aufmerksamkeit gewidmet. Er war so selbstverständlich, daß er keinem mehr auffiel. Das hat sich geändert. Seit den achtziger Jahren wächst die Neugier und auch die Erkenntnis.
Die olfaktorische Wahrnehmung - wissenschaftlich für Riechen - bedient sich nur äußerlich der Nase. Hier hinein gelangen die Duftmoleküle durch das Einatmen und von hier aus treten sie ihren Weg mitten in unser Gehirn an.

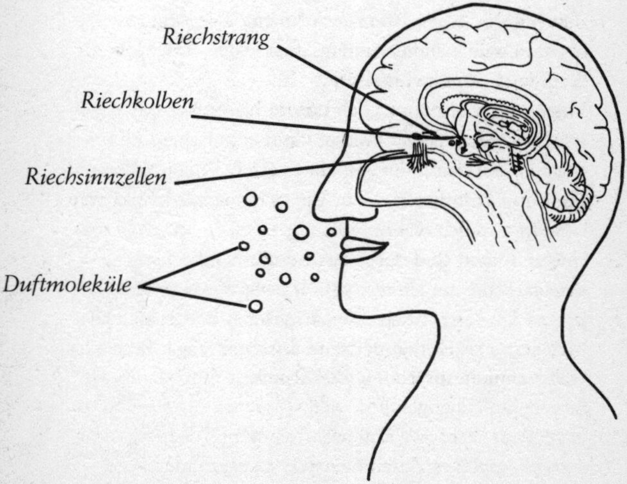

Ganz oben in unserer Nasenhöhle sitzen beidseitig Riechschleimhäute. Sie sind zwar unscheinbar klein, aber von einer kaum vorstellbaren Komplexität und Leistungsfähigkeit. Auf der Fläche eines deutschen Markstückes sitzen etwa zehn Millionen Riechzellen mit sehr feinen Sinneshärchen. Diese Riech-Nervenzellen haben Fortsätze, die marklosen Riechfäden, die direkt mit dem Riechkolben verbunden sind.
Das Riechen verdanken wir, streng genommen, den Sinneshärchen, die wie feine Rezeptoren funktionieren und Duftmoleküle erkennen. Sie sind in der Lage, permanent, bei jedem Atemzug sehr große Informationsmengen aufzunehmen und zu verarbeiten. Die so gewonnenen Daten gehen ohne Umwege ins Schädelinnere, ins Gehirn - in das Limbische System.
Und das unterscheidet diesen Sinn vom Sehen, Hören oder Tasten. Denn bei diesen anderen Sinnen kommen die Informationen zuerst in die Großhirnrinde und werden dort „rational" überarbeitet, bevor sie an das Limbische System weitergegeben werden. Düfte hingegen erreichen uns ungefiltert vom Verstand. Sie treffen so mitten ins Herz unserer Schaltzentrale. Bevor wir Düfte bewußt wahrnehmen, wissen wir schon längst Bescheid und reagieren ohne bewußtes Zutun.

Beispiele kennt fast jeder: Man sitzt an einem wenig beschaulichen Plätzchen - etwa in einer U-Bahn - und fühlt sich plötzlich an eine völlig andere Situation erinnert. Nicht nur erinnert - oft gehen damit auch starke Gefühle einher - der allererste Kuß vielleicht. Eine einfache Erklärung könnte sein, daß eine oder einer der Mitfahrer das gleiche Deo, Shampoo, Parfum oder Körperöl benutzt wie seinerzeit die geküßte Person.

Mit Augen, Ohren und Haut nehmen wir hingegen die Welt lediglich - man sollte sich an dieser Stelle jedoch nicht gleich beschweren - mechanisch wahr. Licht und Schall, Konsistenz und Beschaffenheit der nächsten Gegenstände werden schnell und präzise erkannt.
Ganz anders arbeitet die Nase, die Chemikerin unter den Sinnen: Sie nimmt Moleküle auf, analysiert sie und entscheidet in Bruchteilen von Sekunden, ob diese abzulehnen oder zu akzeptieren sind.
Auch diese Fähigkeit verdanken wir der Evolution. Im Laufe der Zeit haben wir gelernt, Dinge, die uns nicht bekommen - angefangen von Brandgeruch bis Verwesungsgestank - als unangenehm, als stinkend wahrzunehmen.
Duftet etwas aber angenehm, dann entwickeln wir sofort Appetit darauf oder haben es „zum Fressen gern". Wobei es angeborene Duftkategorien gibt wie eben genannte und erlernte - siehe erster Kuß oben.

Das Riechen bestimmt also ganz wesentlich, ob wir etwas überhaupt als eßbar akzeptieren. Wir essen nur das, was für uns gut riecht, was unsere Nase zum Verzehr freigegeben hat.

Dafür werden wir dann auch ausgiebig belohnt. Denn während die Zunge nur vier Geschmacksnoten wahrnehmen kann - süß, salzig, bitter und sauer - schafft die Nase es, uns auch an den Nuancen, den delikaten Noten und Bouquets, teilhaben zu lassen. Man könnte den bekannten Spruch also auch etwas umformulieren: *„Ich rieche, also genieße ich."*

Die Geschichte der Aromen ...

... könnte ebensogut die Überschrift „Vom Aufstieg und Fall der Imperien" tragen. Denn Gewürze und aromatische Substanzen waren nicht selten Grund für den Aufschwung einer Kultur zur Weltmacht und dann wieder für ihren Untergang.

Ägypten war einst Handels- und beeindruckende Weltmacht. Es handelte mit Gewürzen und Kräutern aus der ganzen - damals noch kleineren - Welt und profitierte von den darauf erhobenen Steuern und Zöllen. Doch die Ägypter ließen sich auch selbst von den Düften verführen und gingen in die Geschichte als Meister der Aromen ein. Berühmt waren sie für die Herstellung feinster Parfüme. Selbst heute, tausende Jahre später, finden Archäologen bei Ausgrabungen kleine Gefäße, die Salben enthalten. Werden sie geöffnet, entströmt ihnen ein anscheinend ewiger zarter Duft.

Zur Zeit der Pharaonen bestimmte ein Erlaß, daß Duftöle von jeder Frau und jedem Mann benutzt werden mußten. Die Staatsdiener Ägyptens, wie die Totengräber von Theben, bekamen als Lohnbestandteil staatliche Parfümrationen und es kam zu ernsthaften politischen Unruhen, als ihnen diese gekürzt werden sollten.

Aber Ägypten mußte anfangen zu sparen. Die Hochzeit war vorbei und ein nicht mehr ganz kleiner Stadtstaat-Verbund, östlich der imposanten Pyramidenstätten, machte sich auf den Weg, seine Stellung einzunehmen.

Griechenland wurde Herr über Handelswege und -ware. Als dessen Stern unterging, übernahmen die Römer das Ruder. Ab dem 7. Jahrhundert unserer Zeitrechnung kontrollierten dann arabische Staaten die oft geheimen Handelswege, über die die kostbaren Aromen nach Europa und Nordafrika gelangten.
Danach waren es wenige Monopolisten - Venedig, Genf und weiter die Araber -, die den Markt kontrollierten. Alles, was der Körperpflege sowie Speis und Trank Raffinesse verlieh, war sündhaft teuer. Im 15. Jahrhundert erkämpften sich dann die westlichen und nördlichen Europäer auch ihren Anteil - und erlagen ebenfalls dem Zauber der Aromen. Das Zeitalter der Seefahrer und Entdeckungen begann. Ein Ergebnis dieser Entwicklung: Immer mehr Länder beteiligten sich an dem gewinnbringenden Handel - durch die stärkere Konkurrenz sanken allmählich die Preise.
Heute ist auf internationaler Ebene mit dem Anbau von Gewürzen und Aromen kein großes Geschäft mehr zu machen. Von Anis bis Zimt - sie alle sind zu vielfältig in Geschmack und Qualität, viel zu oft überzüchtet und leider auch häufig und billig im Labor kopiert.
Ihr Einsatz erinnert aber immer noch an pharaonische Zeiten mit dem Motto „Duft ist Opium fürs Volk".
Nur sind die Pharaonen unserer Zeit die Marketingspezialisten der Konsumtempel. In Kaufhäusern wird intensiv mit Duft- und Aromastoffen experimentiert, um

den Kaufanreiz zu steigern, um aus KundInnen KäuferInnen zu machen. Es funktioniert in den Backwarenabteilungen mit dem unwiderstehlichen Geruch frischen Brotes - natürlich künstlich - und ebenso in der Dessousabteilung, mit einem Hauch von Veilchen in der Luft.

Lassen Sie sich nicht an der Nase herumführen! Und: Erziehen Sie Ihre Nase. Man kann ganz bewußt beeindruckend viele Düfte und Gerüche unterscheiden und erkennen. Dazu gehört allerdings etwas Übung, Geduld und Hingabe. Wie erfolgreich Sie dabei sein werden, hängt von vielen Faktoren ab - etwa Stimmung, Alter, Geschlecht, Monatszyklus oder Rauchgewohnheiten. Aber eben auch vom Training. Je öfter Sie bewußt schnuppern, desto differenzierter wird Ihre Wahrnehmung und letztendlich auch der Genuß. Denn die meisten nasalen Sinneseindrücke - sei es nun im Bad, in der Küche oder in öffentlichen Räumen - gehen mit einer beeindruckenden Geschwindigkeit unbeachtet an uns vorbei.

Gönnen Sie sich eine „dufte" Auszeit und nehmen Sie nur einige Minuten täglich ganz bewußt alles um sich herum wahr. Sie werden eine neue Welt entdecken, in der Zeit und Raum nicht hektisch miteinander wetteifern und den Sinn der Sinnlichkeit begreifen.

Die fünf Sinne in der Küche

Riechen und Schmecken werden leicht mit kulinarischen Genüssen in Verbindung gebracht. Aber welchen Beitrag leisten Hören, Tasten und Sehen dazu?

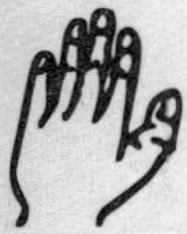

Tasten: fängt schon vor dem Kochen an. Es ist ein verkannter und heute leider oft unterschätzter Mitentscheider über die Wahl der Speisen. Denn nur wenn sich alle Zutaten gut anfühlen, kommen sie von der Hand in den Mund. Und dann sind da noch die zahlreichen Handgriffe beim Kochen – jeder Griff ist ein Erlebnis und Streicheleinheit für Hand und Appetit.

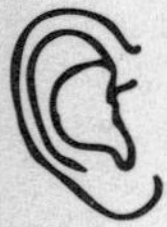

Hören: Nicht immer ist ein Küchengeräusch so offensichtlich kulinarisch wie das Knacken von Popcorn oder das spritzige Brutzeln von Gemüse in der Pfanne. Es gibt auch die leiseren Töne – das weiche Flüstern einer scharfen Messerklinge, wenn sie eine Paprika oder Aubergine schneidet oder das satte (mittlerweile berühmte) Verona-Blubb, wenn Breie oder eben Spinat aufkochen ...

Training funktioniert nicht nur beim Pawlowschen Hund, auch uns läuft schon allein aufgrund eines Geräusches das Wasser im Mund zusammen. Der Verdauungsapparat bereitet sich vor ...

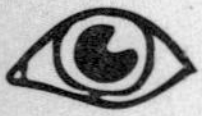

Sehen: Jeder kennt die Redewendung „das Auge ißt mit". Zum Kochen und genießerischem Essen gehört selbstverständlich auch das Anrichten, Garnieren und Dekorieren, angefangen vom einzelnen Teller bis hin

zum schön gedeckten Tisch. Im Alltag kommt dieser optische Genuß meist zu kurz. Schade, denn jedes anspruchsvolle Arrangement des Essens regt den Appetit und damit auch die Verdauung an.
Offensichtlicher ist in der Küche der Nutzen des **Riechens**. Wobei der Geruch schon bei der Auswahl der Lebensmittel zum Einsatz kommt. Wir beschnuppern sie und nehmen ihre Aromen wahr. Sie diktieren, was wir mit nach Hause nehmen. Stehen wir dann am Herd, verlassen wir uns immer noch auf unsere Nase. Sie lotst die Hand zielsicher zum Gewürzregal und läßt sie das greifen, was optimal zum vorhandenen Aroma paßt, es unterstreicht. Zu diesem Zeitpunkt sind unsere Verdauungssäfte bereits in Wallung.

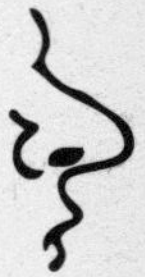

Schmecken: Was wir dann als „abschmecken" bezeichnen, ist - außer bei Salz, Zucker, Essig ... - eigentlich ein „Abriechen". Die Nase verrät uns nämlich mehr über die aromatischen Feinheiten der Speisen als die Zunge (s. S. 10).

Das Kochen und Essen ist also ein Fest aller Sinne, bei dem die Aromen allerdings die herausragende Rolle spielen. Je mehr Zeit wir uns ganz bewußt dafür nehmen, desto berauschender die Erfahrung. Rezepte und Ideen dazu finden Sie auf den Seiten 106 bis 127.

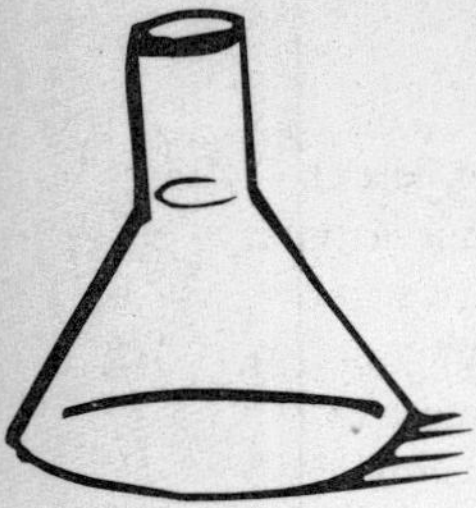

Aromastoffe

Die ökotrophologische Definition von Aroma lautet ganz wissenschaftlich sachlich:

„Aroma: Gesamtheit der Sinneseindrücke, die vom olfaktorischen und gustatorischen Organ sowie haptisch mit Zunge, Mundhöhle und Rachen empfangen werden."

Anders ausgedrückt: Wir nehmen Aromen durch Riechen, Schmecken und Fühlen wahr. Ausgelöst werden diese Wahrnehmungen von den Aromastoffen, die jedes Lebensmittel aufweist. Diese Substanzen sind komplexe Verbindungen verschiedenster Art, die allen Dingen ihren spezifischen Geruch und Geschmack verleihen.
Aber - wir sind ja im 20. Jahrhundert, der Zeit der blitzblanken Labors und genialen Bio-High-Tech-Jongleure. Und so gibt es mittlerweile drei Kategorien von Aromastoffen: die natürlichen, die naturidentischen und die künstlichen.

Irreführend ist in diesem Zusammenhang die Bezeichnung *„natürliche Aromastoffe"*. Leider müssen sie nicht das sein, was ihr Name vermuten läßt, nämlich ganz „natürlich". Sie müssen zwar aus natürlichen Rohstoffen hergestellt werden - wobei physikalische, enzymatische oder mikrobiologische Verfahren zum Einsatz kommen. Aber sie müssen nicht aus dem Lebensmittel stammen, nach dem sie schmecken. So steckt nicht hinter allem, was nach Pfirsich schmeckt, auch tatsächlich das Obst. Mit Hilfe von Bakterien, Hefen oder Pilzen lassen sich viele Geschmacksstoffe herstellen, die uns das echte Aroma vorgaukeln.
Naturidentische Aromastoffe haben noch nicht einmal mehr natürliche Rohstoffe. Isolierte Aroma(träger) werden im Labor hergestellt. Sie sind chemisch mit natürlichen Vorbildern identisch. Dabei muß beispielsweise, um Kokosaroma herzustellen, keine Kokosnuß als Vorbild dienen. Ebensogut kann das eine andere tropische Pflanze sein, die so ähnlich schmeckt.
Die *künstlichen Aromastoffe* sind synthetisiert und haben noch nicht einmal ein chemisch identisches Vorbild in der Natur. Sie schmecken nach Apfel, Erdbeere oder Vanille und sind von den VerbraucherInnen nicht zu erkennen.
Auch nicht auf dem Etikett. Denn seit der Lebensmittel-Kennzeichnungs-Verordnung von 1984 müssen die Aromastoffe nicht nach diesen drei Gruppen deklariert

werden. Auch wenn Hersteller es oft tun, um den Eindruck zu erwecken, in ihren Produkten seien, „natürliche“ und „Naturidentische“ Aromastoffe.

Wie gesund oder gesundheitsschädlich all diese Stoffe sind, sein können oder sollen, verhandeln Staat und Wissenschaftler regelmäßig. Verordnungen werden erlassen, die einige Aroma- oder andere Zusatzstoffe wie Geschmacksverstärker oder Konservierungsstoffe zulassen oder verbieten. Dabei kommen die einzelnen Nationen durchaus zu unterschiedlichen Ergebnissen. So gilt der Süßstoff Cyclamat in den USA als gefährlich und wurde von der Liste der zugelassenen Stoffe gestrichen. Die bundesdeutsche Regierung hingegen läßt Cyclamat als gesunde Süße durchgehen. Wer Recht hat, wird sich zeigen - im weltweiten Großversuch.
Ganz hilflos sind Sie dem Risiko allerdings nicht ausgesetzt. Bewußtes Einkaufen und Auswählen der Lebensmittel ist eine gute Absicherung gegen die unfreiwillige Einnahme von Chemie-Food. Und die geschickte Zubereitung des Essens, die natürliche Aromen schont und unterstreicht, ist die gesunde Alternative zum Geschmack aus der Retorte.

Tips zum gesunden Aroma

- Kaufen Sie frisches Obst und Gemüse aus Ihrer Region und passend zu der Jahreszeit. Hier sind die Inhaltsstoffe natürlich gereift und geben den Früchten, dank der Anpassung an Klima und Boden, ihr charakteristisches Aroma. Im Naturkostladen finden Sie davon eine ganze Menge und zusätzlich die Garantie, daß auf synthetische Pflanzenschutz- und Düngemittel ebenso verzichtet wurde wie auf Gentechnik oder Bestrahlung.
- Meiden Sie so weit wie möglich Produkte, die isolierte (Aroma)Substanzen enthalten (unter anderem an den E-Nummern auf dem Etikett erkennbar). Man gewöhnt sich rasch an den intensiven Geschmack und kommt bald zu so faszinierenden aber irrigen Schlüssen wie: Vanille ist gelb und nicht schwarz, eben wie der Pudding von Bielefelder Doktoren und Co. (ähnlich wie die lila Kühe ...)
- Verwenden Sie Gewürze und Kräuter. Frisch aus dem Garten oder von der Fensterbank liefern sie wertvolle Vitamine, Mineralstoffe, und einen aromatischen Beitrag zu Ihrer Gesundheit. Sollten Sie mal keine frischen Gewürze zur Hand haben, dann helfen ätherische Öle. Sie schmecken, sind leicht zu dosieren und von Bio-Anbietern garantiert gesund. Rezepte dazu finden Sie in dem Kapitel „Aromaküche“ ab Seite 106.

Die sanften Heiler aus der Natur

Im Verlauf seiner Geschichte mußte sich der Mensch auf die Wirkung von Pflanzen verlassen - nicht nur als Nahrungs- sondern auch als Heilmittel. Erst in den letzten fünfzig Jahren haben sich die Gewichte in der Medizin geändert. Zwar bilden Pflanzen immer noch die Grundlage vieler Medikamente, sie kommen in der Schulmedizin aber fast nur noch in isolierter Form vor. So weiß man um die narkotisierende Wirkung der Alkaloide Morphium und Codein, die im Schlafmohn enthalten sind. Sie werden aus der Pflanze isoliert oder vollständig synthetisiert und zu starken Schmerzmitteln verarbeitet.

Pflanzen enthalten aber hunderte, wenn nicht gar tausende verschiedener Inhaltsstoffe, die in komplexen Wechselbeziehungen stehen. Ebenso komplex und vielschichtig ist auch ihre Wirkung auf den Menschen. Wie genau und warum diese Wirkung eintritt, ist oft schwer zu erkennen. Beispielsweise kann man die Inhaltsstoffe des Tee- und Kaffeestrauches bestimmen und feststellen, daß sie beide die gleiche Menge Koffein enthalten. Aber Tee und Kaffee haben nicht dieselbe anregende

Wirkung. Das liegt daran, daß im Tee mehr Gerbstoffe enthalten sind, die die Aufnahme des Koffeins über den Darm in den Blutkreislauf verlangsamen. Erst das Zusammenspiel der Inhaltsstoffe einer Pflanze führt zu den charakteristischen Wirkungen auf den menschlichen Organismus.

Der Wert der Pflanzen läßt sich deshalb nicht einfach über eine, mehr oder minder vollständige, Auflistung der Inhaltsstoffe erkennen. Solche unterstützenden, heilenden Inhaltsstoffe heißen sekundäre Pflanzenstoffe. Dazu gehören Carotinoide, Phytosterine, Flavonoide, Terpene, Saponine, Protease-Inhibitoren sowie ätherische Öle. Und das sind nur einige von vielen tausend (Un-)Bekannten. Sie alle geben den Pflanzen Farbe, Duft und Geschmack, schützen sie vor Krankheiten oder Schädlingen, regulieren ihr Wachstum und haben wahrscheinlich viele andere Aufgaben mehr, die wir noch nicht kennen.

Heutzutage sind wir immer stärker an den Pflanzenstoffen interessiert, die dem Essen Duft und Geschmack verleihen - den Aromastoffen. Wenn wir uns nach ihnen richten, liegen wir meist richtig. Denn mit der pflanzlichen Nahrung nehmen wir automatisch auch die anderen bioaktiven Substanzen auf, die mittlerweile den Ruf einer „Geheimwaffe“ gegen viele Krankheiten von Bluthochdruck bis Krebs genießen.

Keltische Druiden, asiatische Schamanen, nordamerikanische Medizinfrauen und -männer sowie europäische Heilkundige haben sich alle auf unterschiedliche bioaktive Stoffe verlassen. Auf Anthrachinone, Gerbstoffe bis hin zu Flavonoiden und Phenolen. Zwar wären ihnen selbst in ihrer Heil-Trance keine solchen Namen dafür eingefallen, ihre Wirkung war ihnen aber bekannt - aus der Erfahrung.
Auf dieser Methode, die uns heute noch als „probieren geht über studieren" bekannt ist, basierte ihr umfangreiches Wissen. Heute profitieren wir in der Pflanzenheilkunde von den überlieferten Traditionen und den Schriften früherer Gelehrter und bauen weiter auf eigene Experimente mit den Heilern aus der Natur.
Wir wollen hier kurz einige anerkannte alternative Therapien vorstellen, die mit Pflanzen und ihren „Seelen" arbeiten. Nicht alle sind so aromatisch und verführerisch wie die Aromatherapie, der wir ein eigenes Kapitel widmen, aber alle heilen seit Jahrhunderten effektiv und - was man von der Schulmedizin nicht behaupten kann - meist ohne schädliche Nebenwirkungen.

Kräuterheilkunde

Botanisch gesehen ist ein Kraut die Grünpflanze ohne holzigen Stengel. In der Medizin zählen zu „Kräutern“ aber alle Pflanzen und Pflanzenteile, aus denen sich eine Arznei herstellen läßt.

In der Kräuterheilkunde werden die Kräuter zur Unterstützung der Selbstheilungskräfte des Körpers eingesetzt. So helfen Holunderblüten Fieber zu bekämpfen, indem sie schweißtreibend wirken und somit die Temperatur senken. Durch andere Kräuter wie Sonnenhut werden Immunsystem und die Abwehrkräfte gestärkt.

Angewandt werden die Heilkräuter aufgekocht als Tee oder als Sirup (bei schwacher Hitze eingedickt und mit Honig versetzt). Sie können als Spülungen, als Badezusatz, auf Kompressen oder zum Gurgeln genommen werden. Kräuter werden auch in konservierendem Alkohol oder Essig (Tinktur) sowie in Öl (für Salben) eingelegt.

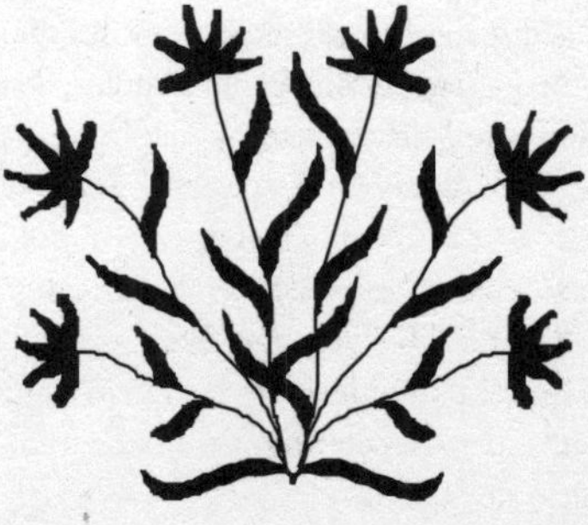

Homöopathie

Der Grundsatz dieser Heilkunde scheint paradox: Eine Krankheit wird mit einem Mittel behandelt, das bei einem gesunden Menschen ähnliche körperliche Symptome wie die Krankheit auslösen würde. Schon Hippokrates (450 v. Chr.) ging davon aus, daß jede Krankheit auch ihre Heilung in sich birgt. Diese Ansicht übernahm der Leipziger Arzt Samuel Hahnemann (1755-1843) und nannte seine Medizin Homöopathie (homos = gleich, pathos = Krankheit). Er prägte das „Simileprinzip": Ähnliches heilt Ähnliches.
In der Homöopathie werden zahlreiche Aromen als Wirkstoffe verwendet. Man nimmt an, daß jedes Heilmittel eine Persönlichkeit hat - ebenso wie jeder Mensch. Homöopathen bestimmen immer erst das Persönlichkeitsbild des Patienten, um das passende Mittel für sein Problem zu finden. So erhält ein nervöser und ängstlicher Patient ein Mittel, das bei einem Gesunden Nervosität und Angst auslösen würde. Beim Kranken hingegen stärken die geringen homöopathischen Reize die Selbstheilung.
Auch die Wirkungsweise homöopathischer Mittel erscheint auf den ersten Blick ebenso paradox wie ihr Grundsatz: je verdünnter ein Wirkstoff verabreicht wird, desto größer die Heilwirkung. Aber egal ob man dran glaubt: Homöopathie hat mit extrem verdünnten, „potenzierten" Aromasubstanzen erstaunliche Heilerfolge.

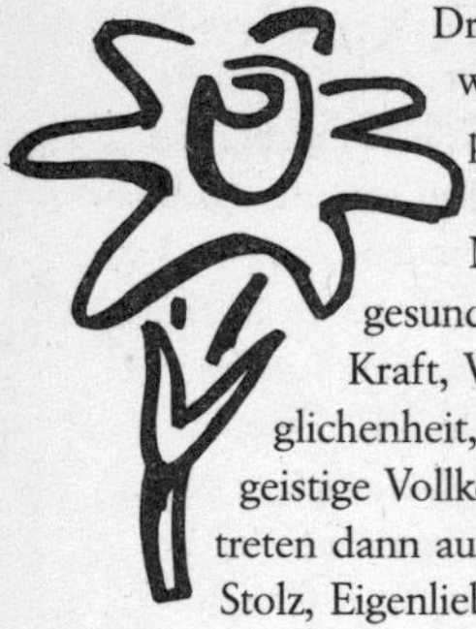

Blütentherapie

Dr. Edward Bach (1886–1936) verwendete Blütenessenzen, um die psychischen Störungen, die zu Krankheiten führen, zu beheben. Nach seiner Überzeugung sind wir gesund, wenn wir die Lebensgrundsätze Kraft, Verstandesgabe, Liebe, Ausgeglichenheit, Hilfsbereitschaft, Weisheit und geistige Vollkommenheit beachten. Krankheiten treten dann auf, wenn wir Grausamkeit, Haß, Stolz, Eigenliebe, Unwissenheit, Unstetigkeit und Gier zulassen.

Bach fand 38 pflanzliche Essenzen, die jeweils einem negativen menschlichen Zustand entsprechen sollen und die diese Störungen dadurch bekämpfen, daß sie auf die sieben Aspekte des Heilens zurückgreifen: Friede, Hoffnung, Freude, Glaube, Zuversicht, Weisheit und Liebe. Die „Medikamente“ Bachs sind Pflanzenblüten, deren energetische Schwingungen in Flüssigkeit (Wasser) übertragen werden. Naturwissenschaftlich ist die heilende Wirkung nicht erklärbar. In der Bachblüten-Therapie spielen die aromatischen Bestandteile der Blüten eine wesentliche Rolle.

Ätherische Öle – eine kleine Warenkunde

Ätherische Öle werden oft als die „Seele der Pflanzen“ bezeichnet. Im Gegensatz dazu steht heute der knallharte Markt mit den in Mode gekommenen Ölen. Und wie auf jedem Markt, auf dem sich viel verdienen läßt, gibt es auch viel Augenwischerei - hier mit industriell-chemisch verfälschten oder gepanschten Ölen.
Dabei standen am Anfang einfache Destilliergeräte zur Gewinnung von pflanzlichen Essenzen, die in Küche, Kosmetik und Medizin eingesetzt wurden. Als erste Europäer profitierten die Griechen von dem Wissen der von ihnen unterworfenen oder per Handel verbundenen Völker in Asien und Afrika - anschließend erlernten die Römer die Technik von den Griechen. Sie verbreiteten das Wissen um die Herstellung von Essenzen und Aromen in Römisch-Europa.
Dort wurde allerdings zunächst nur der Umgang mit neuen Gewürzen aus dem Mittelmeerraum wirklich übernommen. Griechen wie Römer wurden verdrängt und vergessen - mit ihnen die ätherischen Öle. Dann grub im Orient ein arabischer Arzt das alte Wissen um die Destillation wieder aus und erweiterte es. Über die Mauren und die Kreuzzüge kam es wieder nach Europa. Aber nochmals versank das Wissen um die ätherischen Öle. Erst im 16. Jahrhundert kam mit der Renaissance

der endgültige Durchbruch: Der Gebrauch von Heilpflanzen und die Herstellung ätherischer Öle wurde erforscht, ausgebaut und entwickelte sich prächtig. Im 18. Jahrhundert kannte man bereits 114 verschiedene Öle und deren Wirkung.
Hundert Jahre später zeichnete sich erneut ein Wandel ab. Chemie und Industrie, die neuen aufstrebenden hilfreichen „Geister", schufen die ersten synthetischen Öle. Dafür bedurfte es naturwissenschaftlicher Definitionen, die die millionen Jahre Evolution der Pflanzen und ihrer (ätherischen, „himmlischen") Öle in eine industriell umsetzbare Formel preßte. Fortan waren die Wirksubstanzen organische, leicht flüchtige Substanzen, die in Pflanzenzellen als Öltröpfchen synthetisiert werden und in fast allen Geweben der Pflanze oder in Drüsenhaaren an der Oberfläche zu finden sind. Nach vielen Analysen ließen sich dann die ersten Substanzen isolieren und nachbauen.
So beeindruckend dieses Wissen auch ist, genau kennen wir die Funktion ätherischer Öle in der Pflanze immer noch nicht. Und so sehr wir uns auch bisher bemüht haben, diese Öle zu imitieren - das Leistungsspektrum und die Qualität der natürlichen ätherischen Öle wurden bis dato nicht annähernd erreicht. Wer weiß, ob dies am Zusammenspiel unterschiedlicher Stoffe liegt, oder daran, daß wir täglich neue wirksame Substanzen entdecken oder an anderen unbekannten Prinzipien.

Eigenschaften der Öle

Sie sind das *„essentielle"* der Pflanzen, sie beinhalten *„Lebenskraft, das Kraftfeld der Pflanzen, in konzentrierter Form. Sie sind Energieträger. Radiästhesisten, Menschen, die diese Energien mit verschiedenen Geräten messen können, wissen von der hohen Schwingung reiner ätherischer Öle."* - so die erfahrene Aromatherapeutin Susanne Fischer-Rizzi.

Die Beschreibungen der ätherischen Öle sind in der zur Zeit sehr populären Literatur zu Aromatherapie und ätherischen Essenzen nicht gerade präzise und faßbar. Auch von einer *„Aura"* der Pflanzen ist oft die Rede. Für die Pflanzen selber haben ihre Öle recht eigennützige Funktionen. Die intensiven Duft- und Aromastoffe sind erstens Fraßschutz gegen Tiere, denen sie den Appetit verderben oder die sie sogar töten. Zweitens sind sie Mittel gegen Hitze: Bei sommerlicher Wärme verdunsten die Öle und kühlen somit die Pflanze. Drittens haben einige dieser flüchtigen Duftstoffe vermutlich Signalwirkung. Das heißt, sie locken Tiere an, die für die Pflanze lebenswichtig sind, entweder für die Fortpflanzung, die Bestäubung, oder zum Schutz. So entwickeln Pflanzen auch Duftstoffe, um Parasiten anzulocken. Das klingt paradox, ist aber sehr wirkungsvoll, fast heimtückisch. Denn die Pflanzen ziehen Parasiten an, die ihnen selbst nicht gefährlich werden können, dafür aber die Tiere gefährden, die sich von diesen

Pflanzen ernähren. Beißen die Pflanzenfresser nun in ihrer Unwissenheit zu und essen die mit Parasiten gewappnete Pflanze, raffen die Parasiten sie früher oder später dahin und die Pflanze hat einen Feind weniger.

Was alles diese Stoffe beim Menschen bewirken und wie sie es tun, ist immer noch ein weites Feld für die Forschung. Denn die chemischen, physikalischen und biologischen Eigenschaften sind erst im Ansatz erforscht. Bislang konnten auch noch längst nicht alle Inhaltsstoffe isoliert und bestimmt werden. Vom Lavendelöl kennen wir beispielsweise nur 160 und vom Rosenöl 400 Substanzen - obwohl mindestens doppelt soviele darin enthalten sind. Von der grünen Paprika wissen wir, daß ein Tropfen ihres ätherischen Öls das Wasser eines Olympia-Schwimmbeckens beduften kann.

Was wir über ätherische Öle wissen:

- Sie sind - wie der Name schon sagt - leicht flüchtig. Das heißt, sie gehen leicht in die Gasphase über.

- Sie sind für eine Flüssigkeit sehr leicht.

- Ätherische Öle lösen sich in Fetten und Ölen.

- Sie sind Produkte des pflanzlichen Stoffwechsels und somit niemals chemisch identisch. Sie sind vielmehr komplexe, natürliche Mischungen von mehreren hundert Bausteinen. Ihre Qualität und ihr Charakter ist von vielen Faktoren abhängig. Klimatische Einflüsse, Bodenqualität oder Höhenlage spielen alle eine nicht zu unterschätzende Rolle.

- Die Konsistenz ist verschieden: manche sind dünnflüssig (wie Lavendel, Zitrone) andere zähflüssig (wie Mimose oder Vetiver).

- Ätherische Öle haben unterschiedliche Farben: einige sind farblos und klar (Lavendel, Eisenkraut), andere braun und dunkel (Patchouli) und wieder andere tiefblau (Schafgarbe) oder hellgrün (Bergamotte).

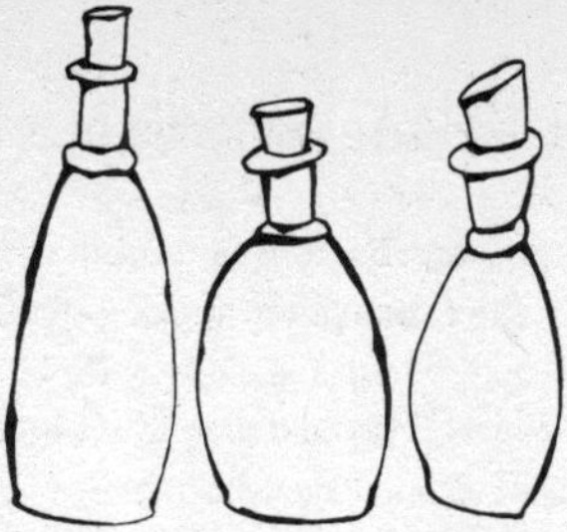

Die Lagerung der kostbaren Öle

- Ätherische Öle sind sehr licht-, luft- und temperaturempfindlich. Sie müssen daher immer in speziellen lichtundurchlässigen Fläschchen aufbewahrt werden. Handelsüblich sind braune Glasfläschchen. Diese sollten stets gut verschlossen sein und keinen starken Temperaturschwankungen ausgesetzt werden.

- Gute und hochwertige Öle von Rose, Jasmin oder Rosenpelargonie (Geranie) sind vergleichbar mit einem guten Wein: je älter, desto besser. Sie bewahren nicht nur ihre Aromen und Inhaltsstoffe, sondern entwickeln erst mit der Zeit ihr „Bouquet".

- Reine, 100%ige ätherische Öle sind in der Regel mindestens drei Jahre haltbar. (Ausnahmen sind Zitrus- oder Agrumenöle, die nur ein, maximal zwei Jahre gelagert werden können).

Herstellung ätherischer Öle

Die Eigenschaften der Öle hängen sehr stark von ihrer Gewinnung und Verarbeitung ab. Diese wiederum sind bestimmt vom konkreten Vorkommen der ätherischen Öle in der Pflanze. Denn die Duftstoffe sind in den unterschiedlichsten Pflanzenteilen enthalten: Einige „sitzen" in den Blüten (Rose, Jasmin, Kamille), andere in den Blättern (Salbei, Melisse, Thymian), in den Wurzeln (Kalmus, Angelika, Vetiver), in den Früchten (Anis, Koriander), im Holz (Sandel-, Zedern- oder Rosenholz), in der Rinde (Zimt), im Harz (Weihrauch, Benzoe) oder auch in der Fruchtschale wie bei Zitrusfrüchten.

Dementsprechend wurden unterschiedliche Methoden zur Gewinnung entwickelt. Die gebräuchlichste und älteste ist die Wasserdampfdestillation.

Wasserdampfdestillation

Die Pflanzen werden zerkleinert, im Destillierkolben geschichtet und zusammen mit Wasser erhitzt. Der aufsteigende heiße Wasserdampf löst die ätherischen Öle aus den Pflanzen. Den Dampf fängt man in einem sich verjüngenden Rohr auf, das von außen gekühlt wird, so daß die entstehende Flüssigkeit - das Destillat - aufgefangen werden kann.

Bei dieser Methode müssen Druck, Temperatur und Zeit präzise für die jeweiligen Pflanzen aufeinander abgestimmt werden, um hochwertige Öle zu erhalten. Ein Erfahrungswert: je höher die Temperatur und der Druck, desto größer ist die Ausbeute an ätherischen Ölen. Der Haken: Zu starke Hitze und zu hoher Druck zerstören viele der wertvollen Inhaltsstoffe. Auch die nötige Zeit muß man sich nehmen, denn nur bei einer langsamen Destillation können alle Bestandteile aus der Pflanze herausgelöst werden.

Können und Geduld sind also nötig. Und - für Laien beeindruckend - unglaublich viel Pflanzenmaterial. 1000 Kilo Jasminblüten oder 5000 Kilogramm Rosen müssen destilliert werden, um ein Kilo Jasmin- oder Rosen-Öl zu gewinnen.

Erst wenn man weiß, wie aufwendig die Wasserdampfdestillation von Ölen ist, kann man verstehen, wieso die kleinen Fläschchen mit ätherischem Öl so teuer sind und gerade Rosen- und Jasminöl als die kostbarsten Öle der Welt gehandelt werden.

Ein Nebenprodukt der Wasserdampfdestillation ist das aromatische Wasser (Hydrolat). Die aromatischen Pflanzenwässer (auch Aquarome genannt) sind noch wenig erforscht und wenig beschrieben. Allgemein bekannt ist Rosenwasser, vor allem bei KöchInnen und KonditorInnen, die es gerne zur Verfeinerung von Marzipan verwenden.

Kaltpressung (Expression)

Das schonendste Gewinnungsverfahren ist die Kaltpressung, die allerdings nur dann angewendet werden kann, wenn sich die ätherischen Öle in der Schale befinden. Die Schalen von Zitrone, Bergamotte, Clementine, Limette, Mandarine und Orange werden zerkleinert und mit wenig Wasser kalt ausgepreßt, wobei sogar Vitaminvorstufen erhalten bleiben. Um das ätherische Öl vom Wasser zu trennen, wird es zentrifugiert.
Bei dieser Methode ist es ganz besonders wichtig, daß die Früchte aus biologischem Anbau stammen. Denn die im konventionellen Anbau verwendeten Giftstoffe lagern sich auf der Schale ab und gelangen allesamt ins Öl (siehe Seite 38f.).

Extraktion (Auszug)

Die modernen und konventionellen Methoden bedienen sich der Hilfsstoffe Alkohol oder des Lösungsmittels Hexan. Diese lösen die Aromastoffe aus den Pflanzen und werden selbst nach getaner Arbeit unter Vakuum abdestilliert. Die Methode sollte vermieden werden, denn Reste des Lösungsmittels finden sich immer im Endprodukt.

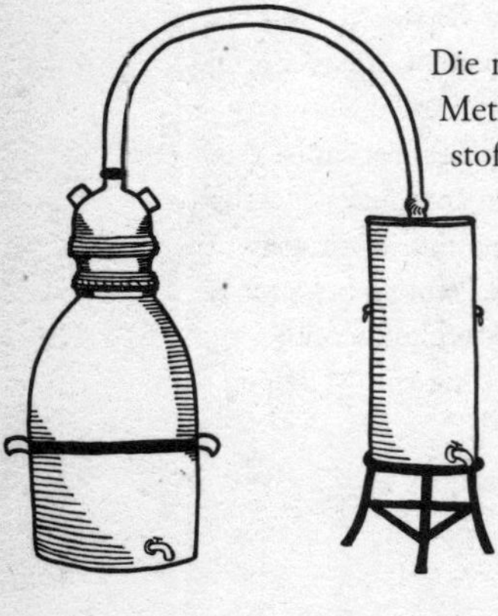

Enfleurage

Ganz besonders bezaubernd und auch schonend ist die Methode mit dem blumigen Namen „Enfleurage“: In aufwendiger Handarbeit werden frisch gepflückte Blüten auf eine mit Fett bestrichene Glasplatte gelegt und kühl gelagert. Jeden Tag tauscht man die alten Blüten gegen neue aus, bis das Fett mit ätherischen Ölen gesättigt ist. Die „Pomade“ wäscht man anschließend mit Alkohol aus, destilliert diesen wieder ab und erhält ein hochwertiges ätherisches Öl.
Diese Methode paßt nicht zu unserer schnellebigen Zeit und findet sich nur noch in Geschichtsbüchern, Heimatmuseen und einigen wenigen Orten. Schade.

Naturidentische Stoffe

Üblich geworden sind dagegen synthetische Stoffe. Sie können schnell und tonnenweise produziert werden. Der Einfluß dieser isolierten Substanzen, die zwar chemisch „naturidentisch“ sind, ist wenig erforscht - Verwendung finden sie dennoch. Nicht nur in Parfums und Kosmetika, auch in vielen Lebensmitteln von Joghurt bis Fertig-Pizza sind sie heute normal. Empfehlenswert für die Aromatherapie und -küche sind sie keinesfalls.

Das Aus für himmlische Zeiten?

Qualitätsunterschiede und -merkmale

Seit nunmehr gut hundert Jahren übt sich der Mensch in der chemischen Nachahmung der Natur. Auch Pflanzenstoffe wie die ätherischen Öle sollen nicht nur in sonnenüberfluteten Pflanzen gedeihen, sondern auch in Reagenzgläsern. Das funktioniert. Aber leider nicht so richtig. Die chemischen Ergebnisse, riechen und schmecken wie ihre großen natürlichen Vorbilder - nur an das Original kommt man nicht heran ...
Vor allem nicht in Punkto Gesundheit. Originale, unverfälschte Öle sind für unbedenklichen und gesunden Genuß - ob in Küche oder Duftlampe - unerläßlich, da die Nebenwirkungen der künstlichen Produkte nicht einzuschätzen sind.

Verbraucher können den Unterschied zwischen hochwertigen natürlichen und synthetischen oder auch gepanschten Ölen nicht erriechen. Selbst professionellen Kontrolleuren fällt das nicht leicht. Seit ein paar Jahren erhalten sie aber Schützenhilfe aus dem Labor. Hier wurde nämlich ein Verfahren entwickelt, die chirale Gaschromatographie, die es ermöglicht, synthetisch hergestellte Moleküle eindeutig von den natürlichen zu unterscheiden. Grundlage ist, daß es Duftmoleküle in zwei Varianten gibt.

Diese bestehen zwar aus haargenau identischen Atomen, nur ist die eine Variante das Spiegelbild der anderen. In reinen, natürlichen ätherischen Ölen stehen diese in einem ganz bestimmten Verhältnis zueinander. So bestehen die Duftstoffe bei dem Öl der Zitrusfrucht Bergamotte nur aus einer Version. Chemisch hergestelltes Bergamottöl hingegen enthält die Spiegelbild-Komponenten zu gleichen Teilen.

Die Zeitschrift *ÖKO-TEST* machte sich diese Methode zunutze und testete im Oktober 1995 Bergamottöl. Erschreckendes Ergebnis: von 53 getesteten Ölen waren 37 gefälscht! Viele Anbieter der ätherischen Öle waren allerdings ebenso geschockt wie die Tester - sie waren Opfer einer langen und kaum überschaubaren Handelskette. Viele nahmen ihre Angebote zurück und testen seitdem - ebenso wie die meisten Aromaöl-Anbieter auf dem Naturkostmarkt - ihre Ware mit der chiralen Gaschromatographie. Welche Kriterien hochqualitative Öle noch erfüllen müssen, lesen Sie auf den folgenden Seiten.

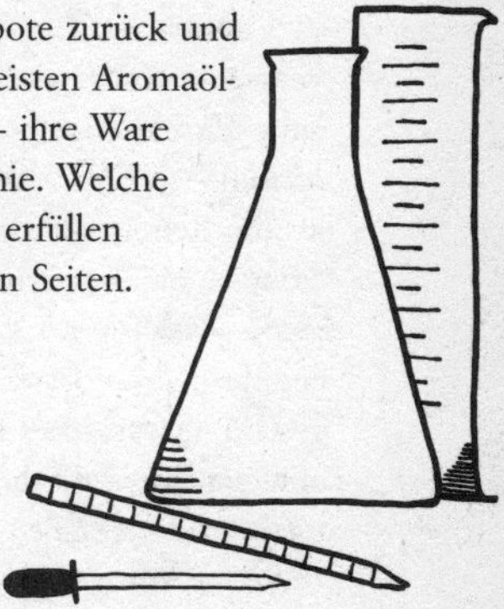

4 013320 028117
Code: 8190913

Innenverpackung: PP-Folie
Außenverpackung: 100% Recyclingpapier
EU-Kontrollstelle DE-005-Öko-Kontrollstelle
Betriebs-Kontrollnummer D-NW-D-005-06001-BC

Mindestens haltbar bis: 30.06.1999

Kennzeichen Bio

Es gibt in Deutschland über 200 Anbieter von Aromaölen. Davon arbeiten etwa ein Dutzend nach Bio-Richtlinien. Nur wenige sind in Bio-Verbänden wie *Demeter* oder *Naturland* organisiert und noch wenigere sind Mitglieder im Bundesverband Naturkost/Naturwaren (BNN; siehe auch Seite 40).

Zu erkennen sind Bio-Produkte an der geschützten Aufschrift *„Bio"* und an der *Kontrollnummer* (DE-000-Öko-Kontrollstelle), die seit 1991 sicherstellt, daß mindestens 95% der Zutaten aus kontrolliert biologischem Anbau (kbA) stammen. In Naturkostläden, vor allem in denen, die Mitglieder des BNN sind, können Sie sich auf die Reinheit und gute Qualität auch der Aromaöle verlassen.

Diese werden nach strengen Richtlinien hergestellt:

- Die verwendeten Pflanzen stammen aus ökologischem Anbau, ohne schädlichen Einsatz von Pestiziden, Herbiziden und Fungiziden, oder aus kontrollierter Wildsammlung.

- Wenn keine Pflanzen in Bioqualität verfügbar sind, greifen Bio-Hersteller auf konventionell angebaute zurück und prüfen diese sorgfältig auf Rückstände.

- Sind die Anbieter Mitglieder im BNN, werden sie jährlich durch unabhängige Unternehmen kontrolliert; Mitglieder der anerkannten Bio-Anbauverbände werden regelmäßig durch diese zertifiziert.

- Alle Öle unterliegen einer ständigen Prüfung, die auf Prüfbögen festgehalten werden und die jederzeit und jedermann zugänglich sind.

- Die Öle werden unter strengen hygienischen Bedingungen fachgerecht abgefüllt und gelagert.

- Umweltfreundliche Verpackungen und recyclebare Materialien sind selbstverständlich.

- Eine transparente und differenzierte Deklaration auf den einzelnen Produkten (bei Versandhäusern bereits im Produktkatalog) gehören zu den Bio-Kennzeichen; bei Kundenan- und -nachfragen verschicken Bio-Anbieter Listen der biochemischen Inhaltsstoffe der ätherischen Öle zu und stellen auch ausführliches Informationsmaterial bereit.

Bio-Anbieter im BNN

Heuschrecke GmbH Krefelder Straße 18
50670 Köln
Telefon (02 21) 72 80 85,
Fax (02 21) 7 39 37 83

PRIMAVERA LIFE Vertrieb & Export von ätherischen
Ölen und Kosmetik GmbH
Am Fichtenholz 5
87477 Sulzberg
Telefon (0 83 76) 8 08-0,
Fax (0 83 76) 8 08-39

I & M Natürliche Körperpflege Inge Stamm GmbH
Helmholtzstraße 2-9
10587 Berlin
Telefon (0 30) 3 91 10 91,
Fax (0 30) 39 11 10 93

Rapunzel Naturkost AG Haldergasse 9
87764 Legau
Telefon (0 83 30) 91 01 43,
Fax (0 83 30) 91 01 49

Tautropfen Poststraße 10
83132 Pittenhart
Telefon (0 86 24) 45 90,
Fax (0 86 24) 42 65

Fragen rund um ätherische Öle, deren Qualität und Anwendung, beantworten außer den genannten Firmen auch:

Forum Essenzia Verein für Förderung, Schutz und
Verbreitung der Aromatherapie
und Aromapflege e.V.
Meier-Helmbrecht-Str. 4
81377 München
Telefon (0 89) 7 14 53 91,
Fax (0 89) 71 03 99 29

Hier arbeiten Hersteller, Händler und Anwender ätherischer Öle zusammen, um Qualitätsstandards festzuschreiben:

Veroma Verein für Aromatologie und Aromapflege
Alte Gasse 19
6390 Engelberg, Schweiz

Einkaufstips

Der Kauf von ätherischen Ölen ist für Laien Vertrauenssache. Ein wichtiger Punkt, an dem sich VerbraucherInnen orientieren können, ist der Preis. Hier lautet die Faustregel: Billig-Angebote sind meist synthetisch. Für Pflege, Therapie oder Küche sind diese Öle unter keinen Umständen zu empfehlen.
Weitere Hinweise, die beim Kauf zu beachten sind, sollten sich unbedingt auf der Flasche und in der Preisliste des Herstellers finden:

- **„100 % reines ätherisches Öl“.** Die Aufschrift „naturidentisch“ heißt hingegen nichts anderes als synthetisch, künstlich; auch die Aufschrift „Parfumöl“ läßt Gepanschtes vermuten

- Die **deutsche und lateinische botanische Bezeichnung** der Herkunftspflanze, damit Verwechslungen ausgeschlossen werden können

- Das **Ursprungsland**, da die Qualität der Öle je nach Region variieren kann

- **Angabe des Pflanzenteils, aus dem das Öl gewonnen wurde**; das sollte vor allem bei den Ölen angegeben sein, bei denen ätherische Öle aus Blättern und auch aus Rinden gewonnen werden, da diese unterschiedliche Wirkungen haben (z.B. Nelkenknospe oder Nelkenblätter, Zimtrinde oder -blätter)

- Die **exakte Füllmenge in Millilitern oder Gramm**

- **Angaben über den Anbau der Pflanzen** - ob sie aus kontrolliert biologischem Anbau oder zertifizierter Wildsammlung stammen; wenn sie konventionell angebaut wurden, sollte unbedingt das beruhigende Adjektiv „rückstandsgeprüft" dabei stehen

- Das **Gewinnungsverfahren**; bei Extraktion (s. S.33) ebenfalls auf den Zusatz „rückstandskontrolliert" achten!

- Bei Mischungen: **genaue Angabe des Zusatzes und des Mischungsverhältnisses in Prozent**; oft werden zähflüssige ätherische Öle wie Benzoe Siam oder Mimose mit Weingeist oder mit Jojobaöl versetzt, um sie anwendungsfreundlicher zu machen; falls die Öle in einem Trägeröl angeboten werden, muß der prozentuale Anteil des Trägeröls angegeben sein

- Die **Chargennummer** (Kontrollnummer); nur so kann das Öl bei Beanstandungen identifiziert werden

- bei Zitrusölen sollte das **Verfallsdatum** vermerkt sein

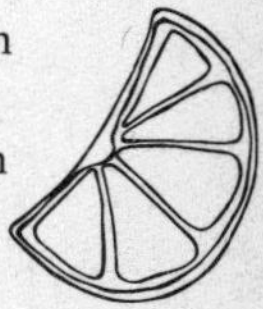

Aromatherapie

Ein kleines Wunder erlebte um die Jahrhundertwende ein französischer Biochemiker und Parfumeur namens *René Maurice Gattefosse.* Er verbrannte sich in seinem Labor die Hand und tauchte zur Kühlung seine verletzte Hand in ein Gefäß mit Wasser, das Lavendelessenz enthielt. Die Kühlung trat wie erwartet schnell ein - unerwartet war aber, daß auch der Heilungsprozeß sehr schnell verlief.

Gattefosse hatte etwas herausgefunden, das Chinesen und Ägyptern vor mehr als 5000 Jahren ebenfalls bekannt war. Auch in Europa war das Wissen um die Heilkraft der Pflanzenessenzen einst verbreitet. Als der französische Wissenschaftler aber darüber stolperte, betrat er für seine Zeit und für seine Region jedoch wieder Neuland. Angeregt von dieser Erfahrung experimentierte er mit pflanzlichen Ölen und Essenzen, veröffentlichte 1937 seine Ergebnisse und prägte als erster den Begriff „Aromatherapie". Seine Arbeit beeinflußte den französischen Arzt *Jean Valnet*, dessen Buch „The Practice of Aromatherapy" (1964) nach wie vor ein Standardwerk ist.

Marguerite Maury kombinierte als erste die ätherischen Öle der Aromatherapie mit Massage und setzte damit neue Akzente in der sanften Medizin. In dem Buch „The Secret of Life and Youth" (1964) werden die

bemerkenswerten Erfolge in ihren Kliniken in Frankreich, England und in der Schweiz beschrieben.
Auch in Italien zeigt man sich der alternativen Therapie schon seit vielen Jahren aufgeschlossen. An der Universität Mailand wurde die Wirkung der Essenzen auf Menschen mit Depressionen und anderen psychischen Problemen erforscht. Das Ergebnis: Bei Depressionen empfiehlt der Mailänder Professor *Paolo Rovesti* Jasmin, Sandelholz, Orange, Verbena und Zitrone. Gegen Angstzustände Bergamotte, Neroli, Zypresse, Rose oder Limette.

So findet die Aromatherapie heute international immer mehr Anerkennung. Naturheilärzte, Heilpraktiker und viele Wissenschaftler in Europa, Amerika und Japan verwenden und erforschen die Wirkung der Öle auf die Gesundheit und das Wohlbefinden der Menschen.
Die therapeutischen Anwendungen der aus bestimmten Kräutern und Duftpflanzen gewonnenen Wirkstoffe zielen darauf ab, die Selbstheilungskräfte des Körpers zu aktivieren. Die Wirkstoffe sind die ätherischen Öle, die - vor allem im Vergleich mit den Medikamenten der Schulmedizin - den Vorteil haben, in richtiger Dosierung für den ganzen Organismus unschädlich zu sein. Unerwünschte Nebenwirkungen sind selten, in der Regel harmlos und können leicht dadurch abgestellt werden, daß das Öl nicht mehr verwendet wird. So ein-

fach ist das mit den meisten modernen Arzneien - wie Penicilline - leider nicht.
Die Aromatherapie könnte auch bei uns zu einem wichtigen Bindungsglied zwischen konventioneller Medizin, Homöopathie und therapeutischer Beratung werden. Eine wichtige Voraussetzung dafür ist ihre wissenschaftliche und staatliche Anerkennung in Deutschland, das auf diesem Gebiet etwas hinterherhinkt.

Aromatherapie und die europäische Medizin

In der Antike war die Welt - aus einer verantwortungsbewußten medizinischen Sicht - noch in Ordnung.
Hippokrates, auf den auch heute noch alle angehenden Ärzte schwören müssen, verkündete, daß nicht die Krankheit, sondern der Mensch als Ganzes behandelt werden müsse, wenn die Therapie erfolgreich sein sollte.

Selbst im Mittelalter herrschte bei den „Ärzten", wenn auch nicht auf breiter Basis, eher Übereinstimmung mit dem antiken Ideal als heutzutage.
Paracelsus (1493-1541), der schweizer Arzt und Naturforscher, glaubte an das Vorhandensein einer speziellen Lebenskraft. Jeder Mensch habe, so sein Credo, einen „inneren Heiler", und Wohlbefinden sei nur dann möglich, wenn Seele und Körper im Gleichgewicht stünden.

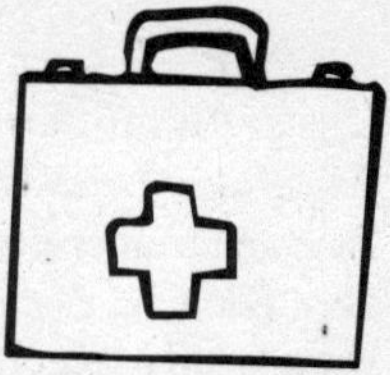

Je spezieller und ausgefeilter das medizinische Wissen - besonders um die Anatomie - wurde, desto mehr geriet diese Sicht in Vergessenheit. Augenfällige Symptome rückten ins Zentrum der medizinischen Betrachtungen und das „Kurieren am Symptom“ wurde Kennzeichen moderner Therapie. Voller Stolz beweisen Spezialisten - vom Augenarzt bis zum Urologen - ihr fachspezifisches Können und Wissen. Der Patient - eine Anhäufung einzelner, (leider?) verbundener Organe.

Immer mehr Menschen wenden sich von dieser zu häufig zu einseitigen Heilkunde ab. Die Aromatherapie ist nur eine der Möglichkeiten, der immer mehr Menschen folgen, um kleine Malaisen zu heilen. Aber nur wenige ÄrztInnen in Deutschland praktizieren sie offiziell. Das liegt an der hiesigen Dominanz der konventionellen Medizin und daran, daß es noch keine staatlich anerkannten alternativen Schulen gibt.
In England und Frankreich ist man weiter. In Großbritannien gibt es für Pflanzenheilkundler, die mit Bachblüten, Homöopathie oder Aromatherapie heilen wollen, zwei Ausbildungszentren, die nach vierjährigem Studium einen akademischen Grad vergeben. (Adressen der wichtigsten britischen Schulen und Organisationen finden Sie ab Seite 130.)

Wie „funktionieren“ die sanften Öle?

Zwischen 70 und 120 ätherische Öle werden in der Aromatherapie gezielt eingesetzt. Und das mit erstaunlicher Wirkung: Zimtöl tötet in zwölf Minuten Typhusbakterien, Nelkenöl braucht dafür fünfundzwanzig. Weniger dramatisch klingen die Erfolge, die die Öle bei „kleineren“ Problemen wie Verspannungen oder Hautentzündungen haben. Beeindruckend sind sie allemal. Aber wie wirken die Öle und warum?

Ätherische Öle werden von den Pflanzen produziert, um sich Schädlinge wie Krankheiten und Parasiten vom Leib zu halten. Sie sind komplexe biochemische Stoffe, die teilweise mit menschlichen Hormonen und Vitaminvorstufen verwandt sind. Muskatellersalbei beispielsweise hat auf den menschlichen Organismus eine hormonell aufbauende Wirkung. Ebenso Minze. Sie aktiviert das Adrenalin und kann appetitmindernd wirken. Grapefruitaroma regt die Endorphinausschüttung (besser bekannt als „Glückshormon“) an und Kakaoöl beruhigt die Nerven.
Die Pflanzen selbst benutzen diese Stoffe, um ihre Umwelt zu beeinflussen. Sie locken Freunde an und schrecken Feinde ab. Ihre Wirkung ist in der freien Natur gut beobachtbar. So sieht man Bienen, die von einigen Blumen magisch angezogen werden und Schnecken, die um Thymian einen großen Bogen

machen. Daß die Pflanzenöle auch auf den menschlichen Körper Wirkung haben, liegt auf der Hand.
Da wir aber noch nicht alle Funktionen der ätherischen Öle kennen, geschweige denn alle ihre Inhaltsstoffe, werden die meisten Aromen in der Therapie nach dem Prinzip „learning by doing" angewendet. Chemisch-analytische Forschungen, wie die des Hamburger Professors *K.H. Kubeczka*, sind noch die Ausnahme, aber ein wichtiger Weg für die wissenschaftliche Anerkennung der Aromatherapie. Für VerbraucherInnen ist aber die praktische Anwendung der sinnvollste Weg, sich dem Phänomen zu nähern. Das kann in aller Ruhe geschehen, da Nebenwirkungen bei sachgemäßer Anwendung selten sind.

Grundprinzipien der Aromatherapie:

1. Die Aromatherapie ist selbstregulierend: das heißt, die Öle wirken dann, wenn ihre Wirkung benötigt wird. So reagiert ein Asthmakranker auf die Behandlung mit einem Tropfen Römischer Kamille stark, während ein gesunder Mensch keine Reaktion zeigt. Das Öl wird ohne weitere Wirkung ausgeschieden. Erklärbar wird dieses Phänomen, wenn man bedenkt, daß die ätherischen Öle in der Pflanze die Aufgabe haben, diese ganz allgemein gesund und fit zu halten; sie treten auch hier nur dann in Aktion, wenn sie gebraucht werden.

2. Ätherische Öle sind flexibel. Das bedeutet, daß ein und dasselbe Öl bei unterschiedlichen Krankheiten verwendet werden kann. Es setzt da an und heilt, wo es nützlich ist. (Das heißt aber auch, daß es bei jedem Anwender anders wirken kann.)
Ätherische Öle wirken selektiv - im Gegensatz zu anderen Arzneien, die, wie beispielsweise Antibiotika gegen Bakterien, eingesetzt werden und alles, ob gut oder böse, töten, was ihnen in den Weg kommt. Die in ätherischen Ölen enthaltenen Phenole sind da sensibler: Sie bekämpfen die „bösen" Bakterien, die „guten" werden von ihnen bei richtiger Dosierung und Diagnose nicht angegriffen.

3. Und - last but not least: Der Erfolg der Aromatherapie hängt von der Reinheit der benutzten Öle ab. Nur diese garantiert nicht nur gute Verträglichkeit sondern auch Heilwirkung. Die synthetischen Öle mögen zwar fast genauso gut riechen, da sie aber kein Produkt des pflanzlichen Stoffwechsels sind, ist ihre Heilwirkung zumindest sehr eingeschränkt.

Tips zum äußeren Einsatz ätherischer Öle

Ein Streitpunkt bei der sachgerechten Anwendung der ätherischen Öle ist das Thema Verdünnen. Viele Bücher empfehlen oder bestehen auf der Verdünnung der Öle, bevor sie auf die Haut aufgetragen werden. Bei den meisten Ölen ist dies überflüssig. Sinnvoll ist dies hauptsächlich für synthetische oder halbsynthetische Öle, die die Haut besonders stark reizen können. Ansonsten ist dieser Rat als Absicherung gedacht, da auch einige reine Öle, wie das Oreganoöl, irritierend sein können. (Und es natürlich auch gegen ätherische Öle Allergien geben kann.) Viele erfahrene Aromatherapeuten benutzen ätherische Öle unverdünnt.
Für den Normalverbraucher ist diese Diskussion nebensächlich. Denn ätherische Öle sind, wenn sie mit einem Basisöl verdünnt werden, leichter zu handhaben und pflegen dank des Öls auch die Haut. Nicht zu vergessen auch, daß ätherische Öle teuer sind. Da sie auch verdünnt eine starke Wirkung haben, ist es durchaus sinnvoll, sie zu „strecken“. Eine zweiprozentige Lösung ist für fast alle Anwendungen ideal:

auf 100 ml Basisöl 2 ml ätherisches Öl.

Die 2 ml können leicht abgemessen werden - ca. 30 Tropfen ergeben einen Milliliter.
Nur bei wenigen Ölen kann eine über zweiprozentige

Mischung problematisch für die Haut sein. Dazu gehören Nelken- oder Zimtöl, Thymian-, Oregano und Bohnenkrautöl. Manche Menschen reagieren allergisch auf Inula graveolens, Kamille, Litsea cubeba, Lorbeer, Niaouli oder Zitrus- und Nadelöle. Im Zweifelsfall das ätherische Öl an einer kleinen Stelle in der Armbeuge auftragen und abwarten, ob eine Hautirritation/Hautrötung auftritt.

Dieser Tip gilt auch bei der Anwendung der Öle in der Badewanne. Wenn man ein Öl nicht verträgt, sollte man es auch nicht als Badezusatz verwenden.
In der Regel wird eine Menge von zehn Tropfen pro Bad empfohlen. Auch diese Regel kann - und sollte - nach eigenen Vorlieben und Gelüsten gebrochen werden. Probieren Sie es einfach aus, aber ziehen Sie für eine höhere Dosis milde Öle wie Mandarine vor. (Siehe dazu auch „Badeöle“ Seite 96f.)

Nichts entspannt so gut wie eine Massage. Noch besser ist eigentlich nur eine Aroma-Massage. Hier ist man gut beraten, die ätherischen Öle in einem Basisöl aufzulösen. Das macht nicht nur die Haut geschmeidig, sondern läßt auch die massierenden Hände besser gleiten.

Hier einige für Massagen, aber auch für Körperpflege, gut geeignete Basisöle, vor allem wenn sie naturrein und kaltgepreßt sind.
(Mischungsverhältnis siehe Seite 51 und 92.)

- *Aprikosenkernöl* paßt zu allen Hauttypen und hilft gegen Entzündungen und trockene Haut. Haltbarkeit: 16–18 Monate.

- *Distelöl* eignet sich für alle Hauttypen und pflegt. Es ist nicht sehr lange haltbar.

- *Haselnußöl* zieht sehr gut und schnell in die Haut ein. Es bewährt sich bei der Behandlung von Narben und dort, wo die Haut stark gedehnt und strapaziert wurde (Schwangerschaftsstreifen, Cellulites). Haltbarkeit: etwa acht Monate.

- *Mandelöl* wird zur Pflege trockener, spröder und rissiger Haut empfohlen. Haltbarkeit: zehn Monate.

- *Olivenöl* regt die Durchblutung an und kann Entzündungen abbauen. Wenn es mit einem anderen Öl vermischt wird, verliert es auch seinen starken Eigengeruch. Haltbarkeit: etwa ein Jahr.

Gut geölt mit aromatischen Essenzen

Die äußere Anwendung ist effektiv, sicher und einfach. Die Essenzen werden von der Haut und den Schleimhäuten resorbiert. Selbst die Zellmembranen sind für viele dieser Moleküle durchlässig. Die Wirkstoffe der ätherischen Öle dringen so durch die verschiedenen Schichten der Haut und erreichen die feinen Blutkapillaren. Von dort aus geht's weiter in den Blutstrom, der sie zu allen Organen führt. Über die Lungen, die Nieren und die Haut werden die Öle wieder ausgeschieden.

Die idealen Körperbereiche für äußere Anwendungen:

Hals, Nacken, Schläfen: hier können Kopfschmerzen und Entzündungen im Kopf- und Halsbereich bekämpft werden; geeignet sind entzündungshemmende und entspannende ätherische Öle (Pfefferminze, Melisse, Lavendel)*

Brustkorb: von hier aus werden Bronchien und Lungen erreicht. Geeignete ätherische Öle sind Eukalyptusöle*

Solarplexus: zur Einwirkung auf die inneren Organe. Ideale Öle für diesen Bereich sind verdauungsanregend (Rosmarinöl*) oder krampflösend (Kamillenöl*)

Wirbelsäule: von hier aus wird das zentrale Nervensystem erreicht. Bevorzugte Öle: Lavendel, Mandarine, Zitrusöle*

Rücken (Nierengegend): zur Stimulierung der Nebennieren (Hormonproduktion) können Schwarzfichtenöl und Pinus sylvestris-Öl* genommen werden

(*weitere Öle und deren Wirkung finden Sie auf den Seiten 62-83)

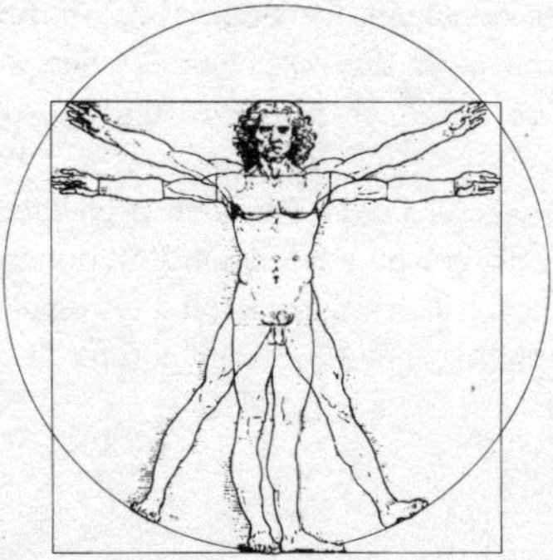

Die therapeutische Einnahme ätherischer Öle

Eine Aromatherapie, in der ätherische Öle eingenommen werden, sollte in Absprache mit ÄrztInnen und HeilpraktikerInnen stattfinden. In der Regel ist die Einnahme gesundheitlich unbedenklich, sie kann aber in einigen Fällen die Wirkung von homöopathischen Mitteln aufheben.

Zu bedenken gilt auch, daß ätherische Öle einzunehmen nicht die effektivste Methode ist, ihre Heilwirkung zu nutzen. Oral eingenommen gelangen sie hauptsächlich in Darm und Leber. Sie erreichen nicht die Organe, die sie heilen könnten und einige von ihnen reizen den Magen. Inhalieren und Einreiben haben sich besser bewährt.

Ausnahmen sind Öle, die in unseren Küchenkräutern vorkommen. Basilikum, Estragon, Majoran, Liebstöckel oder Oregano regen die Verdauung an. Entsprechend sinnvoll ist es, mit ihnen zu würzen und sie so zu schlucken.

Wir können aber auch die ätherischen Öle aus den Kräutern in der Küche verwenden. Rezepte und Informationen dazu haben wir im Kapitel „Aromaküche – Kochen mit allen Sinnen“ ab Seite 106 für Sie zusammengestellt.

Einatmen und Riechen

Inhalieren ist eine der traditionellen Anwendungen für ätherische Öle. Wer kennt nicht Erkältungen und die dazu passende dampfende Schüssel mit heißem Kamillentee? Das dazugehörige über Kopf und Schüssel gehängte Handtuch und die vielen Schweißperlen, die unweigerlich von Nase und Stirn in die Schüssel tropfen. Das ist *das* Hausrezept, das die Jahrhunderte überlebt hat.

Statt mit Kamillentee funktioniert es auch mit ätherischen Ölen. Zwei bis drei Tropfen Öl auf 100 bis 150 Milliliter heißes Wasser zeigen eine gute Wirkung. Aber Vorsicht: Für Menschen mit empfindlichen Augenschleimhäuten ist diese Methode nicht empfehlenswert. Sie sollten einen Inhalator aus der Apotheke benutzen.

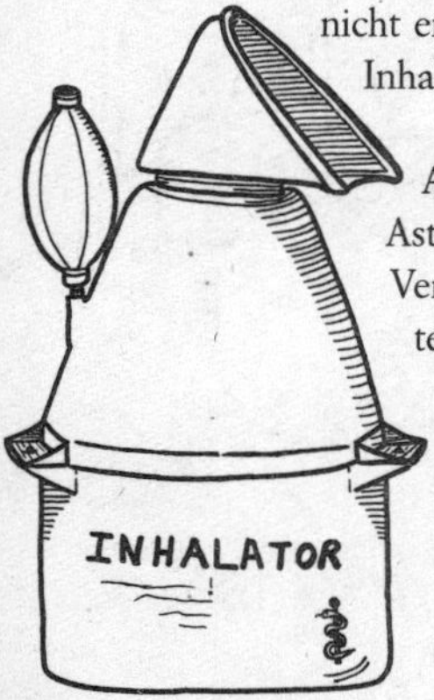

Achtung: Bei starken Allergien, Asthma und Krämpfen oder Verspannungen der Atemwege, sollte man sich Inhalationen nicht selbst verschreiben, sondern nur in Absprache mit dem Arzt!

Die aromatischen Medien
von schickem Unsinn und sinnigen Genüssen

- **Duftkissen** – dazu kann auch das eigene Kopfkissen werden – sind ideale Medien, um die ätherischen Öle zu inhalieren. Nachts kann man ein mit Kräutern gefülltes Duftkissen unterlegen oder das eigene Kopfkissen mit ein paar Tropfen ätherischen Öls beträufeln. Die Wirkung tritt über die Atemwege ein.

- **Aromalampen** sind zur Zeit sehr beliebt. Man tropft in die Schälchen, die über einem Teelicht erhitzt werden, etwas ätherisches Öl und schon duftet der ganze Raum nach Lavendel, Rose oder Minze. Diese Anwendung ist umstritten. Einige Aromatherapie-Experten meinen, daß durch die Hitze nur leicht verdampfende Bestandteile des Öls in die Luft gelangen und andere, schwerer flüchtige im Schälchen bleiben. Das könnte die Wirksamkeit des Öls einschränken.

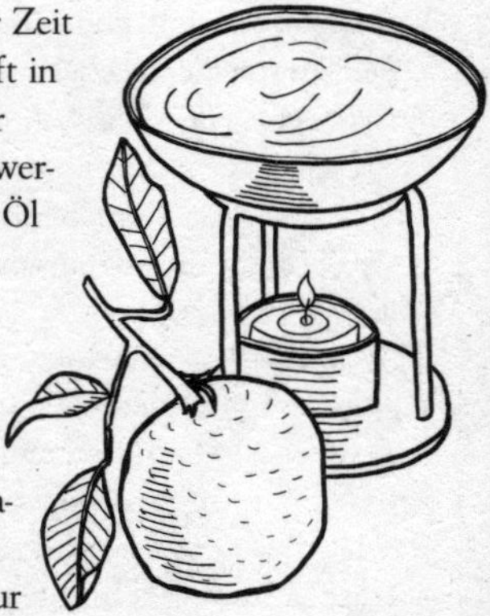

- **Potpourris,** mit getrockneten Blüten und Blättern aufgefüllte Teller und Schalen können mit einigen Tropfen ätherischen Öls zum Duften gebracht werden. Ein kurzes Vergnügen, denn das Dufterlebnis verflüchtigt sich sehr schnell. Von einer aromatherapeutischen Wirkung kann hier nicht die Rede sein.

- **Verdunstungsringe** sind kleine Porzellanringe, die man über der Glühbirne befestigt. Auf den Ring können wenige Tropfen ätherisches Öl geträufelt werden. Wird die Lampe eingeschaltet, verdunstet das Öl durch die abgestrahlte Wärme der Lampe. Auch hier gilt die gleiche Argumentation wie bei den Duftlampen.
  Unumstritten ist aber auch hier das Dufterlebnis. Zum Entspannen und Genießen taugen beide Methoden ebenso gut wie die folgende.

- **Duftkerzen selbstgemacht:** Genießen kann man seinen liebsten Duft auch, wenn man ein bis zwei Tropfen ätherisches Öl in das heiße Wachs einer brennenden Kerze tropft. Das ist ohne Zweifel die kostengünstigste Variante, eine „dufte Atmosphäre" zu schaffen.

Beachten Sie zu Ihrer Sicherheit ...

- ... einige Öle sind phototoxisch und reizen bei Sonneneinstrahlung die Haut. Nehmen Sie keine Sonnenbäder, wenn Sie ein Zitrusöl, besonders Bergamottöl, auf der Haut verwendet haben.

- ... benutzen Sie ein Öl nicht täglich und nicht zu intensiv. So kann bei zu häufigem Gebrauch von Pfefferminzöl und Weihrauch eine Überreizung des Nervensystems auftreten.

- ... während der Schwangerschaft kann es passieren, daß auch ehemals gutverträgliche Öle die Haut reizen und zu Rötungen führen. Eine Vorsichtsmaßnahme ist, die Öle stärker zu verdünnen, wenn sie über die Haut angewendet werden sollen. In Duftlampen sind sie ungefährlich. Einige Therapeuten empfehlen in dieser Zeit auf folgende Öle zu verzichten: Basilikum, Zimt, Lemongras, Zitronenöl, Muskatellersalbei, Gewürznelke, Zypresse, Ysop, Wacholder, Majoran, Myrrhe, Rosmarin, Salbei, Thymian.

- ... ätherische Öle sollten immer kindersicher aufbewahrt werden.

- ... wenn ätherische Öle in konzentrierter Form mit Schleimhäuten (Augen) in Berührung kommen, können Verätzungen auftreten. Das Öl so schnell wie möglich mit lauwarmer Milch oder Öl wegspülen.

- ... bei Säuglingen und Kleinkindern reichen kleinere Mengen ätherischen Öls als bei Erwachsenen:
  0 bis 1 Jahr: 1 Tropfen ätherisches Öl auf einen Teelöffel Basisöl,
  1 bis 5 Jahre: 2-3 Tropfen auf einen Teelöffel Basisöl,
  6 bis 12 Jahre: Jetzt kann man die Hälfte der für Erwachsene üblichen Menge nehmen.

- ... auch ältere Menschen sollten sich an der oben genannten Kinderdosis orientieren.

- ... bei Epilepsie sollten folgende, das Nervensystem stimulierende Öle gemieden werden: Muskatellersalbei, Salbei, Ysop, Fenchel.

- ... wenn Sie homöopathische Mittel einnehmen, fragen Sie Ihre/n HeilpraktikerIn, bevor Sie ätherische Öle verwenden, einige Öle können die Wirkung einiger Präparate neutralisieren.

Das kleine ABC der Aromatherapie

Wir können Ihnen hier nur eine kleine Auswahl der Öle vorstellen, die in der Aromatherapie angewendet werden. Als Einstieg in die Eigentherapie sollten jeweils nur wenige Öle ausgewählt werden, wobei Sie sich in erster Linie auf Ihre Nase verlassen sollten. Später kommen zusammen mit der Erfahrung und dem Wissen um die Wirkung anderer Öle neue dazu.

Angelikawurzel *(Angelica archangelica)*

Herkunft: Kroatien, Frankreich, **Gewinnung:** Wasserdampfdestillation der Wurzel, **Duft:** erdig, bitter, **Paßt gut zu** Fenchel, Bergamotte, Teebaum, Grapefruit, **Effekt allgemein:** ausgleichend, aufbauend, **Therapieeinsatz bei:** Schlaflosigkeit, Verdauungsschwäche

Anissamen *(Pimpinella anisum)*

Herkunft: Italien, **Gewinnung:** Wasserdampfdestillation der Samen, **Duft:** süß, fenchelartig, **Paßt gut zu** Koriander, Fenchel, Bergamotte, Kreuzkümmel, Zimt, **Effekt allgemein:** ausgleichend, entspannend, **Therapieeinsatz bei:** Herzrasen, Atem- und Verdauungsbeschwerden

Basilikum *(Ocimum basilicum)*
Herkunft: Italien, Ägypten, Nepal, Tansania, **Gewinnung:** Wasserdampfdestillation des blühenden Krautes, **Duft:** süß, frisch, **Paßt gut zu** Zitrone, Rose, Litsea, **Effekt allgemein:** aufmunternd, konzentrationsfördernd, verdauungsfördernd, **Therapieeinsatz bei:** Verdauungsbeschwerden, Krämpfen, Schlaflosigkeit

Benzoe Siam *(Styrax tonkinensis)*
Herkunft: Thailand, **Gewinnung:** Wasserdampfdestillation des Harzes, **Duft:** süß, **Paßt gut zu** Jasmin, Rose, Magnolie, Vetiver, **Effekt allgemein:** beruhigend, sinnlich, **Therapieeinsatz bei:** Kummer, Angst, Bronchitis, Erkältung, Rheuma, Arthritis, ideal für schuppige, trokkene Haut, Wundheilung (fördert Zellwachstum)

Bergamotte *(Citrus bergamia)*
Herkunft: Italien, Marokko, **Gewinnung:** Kaltpressung der noch grünen Fruchtschale, **Duft:** frisch, süß, **Paßt gut zu** fast allen Ölen, **Effekt allgemein:** erfrischend, hebt die Stimmung, **Therapieeinsatz bei:** Angst, Depression, Appetitlosigkeit, Übelkeit, prämenstruellen Beschwerden, Wechseljahre

Citronella/Lemongrass
(Cymbopogon nardus/flexuosus)
Herkunft: Nepal, Indien, China, **Gewinnung:** Wasserdampfdestillation des Grases, **Duft:** frisch, herb, zitronig, **Paßt gut zu** Melisse, Zeder, **Effekt allgemein:** erfrischend, belebend, **Therapieeinsatz bei:** Verdauungsbeschwerden (zur Verdauungsanregung; immer nach dem Essen einnehmen)

Clementine *(Citrus deliciosa)*
Herkunft: Italien, **Gewinnung:** Kaltpressung der Schale, **Duft:** frisch, fruchtig, süß, Paßt gut zu anderen Zitrusölen, Sandelholz, **Effekt allgemein:** erfrischend, erheiternd, **Therapieeinsatz bei:** Durchblutungsstörungen, Müdigkeit, Lustlosigkeit

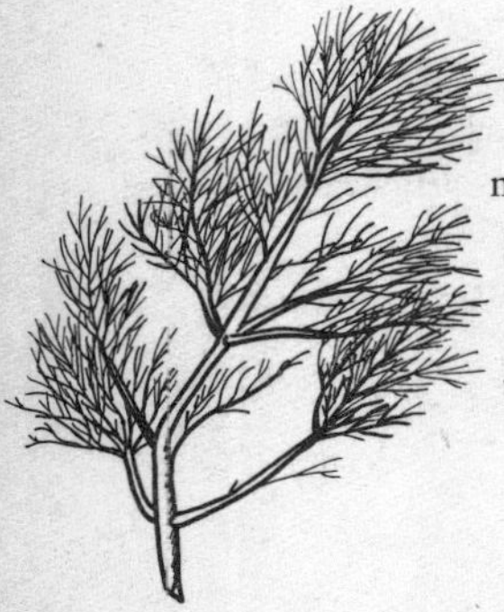

Dill *(Anethum graveolens)*
Herkunft: Frankreich, **Gewinnung:** Wasserdampfdestillation des Krautes mit Samen, **Duft:** frisch, würzig, **Paßt gut zu** Fenchel, Anis, Koriander, Lavendel, **Effekt allgemein:** entspannend, **Therapieeinsatz bei:** Verdauungsbeschwerden, Bronchitis, Nervosität

Eisenkraut *(Lippia citriodora)*

Herkunft: Frankreich, Algerien, Marokko, **Gewinnung:** Wasserdampfdestillation der Blätter, **Duft:** frisch, süß, zitronenartig, **Paßt gut zu** Zitrusfrüchten, Minze, Neroli, **Effekt allgemein:** anregend, erfrischend, **Therapieeinsatz bei:** Verdauungsbeschwerden, Krämpfen, Müdigkeit, Herzrasen, Geburtshilfe

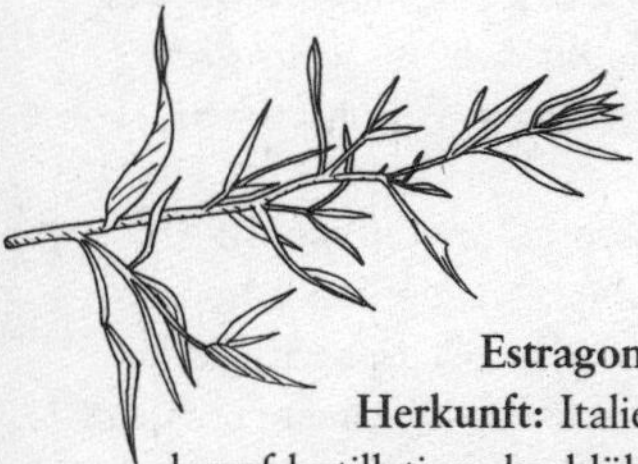

Estragon *(Artemisia dracunculus)*

Herkunft: Italien, **Gewinnung:** Wasserdampfdestillation des blühenden Krautes, **Duft:** aromatisch, anisartig, **Paßt gut zu** Zitrusfrüchten, Rosmarin, **Effekt allgemein:** verdauungsfördernd, entspannend, krampflösend,

Therapieeinsatz: eines der effektivsten Mittel gegen Verdauungsbeschwerden

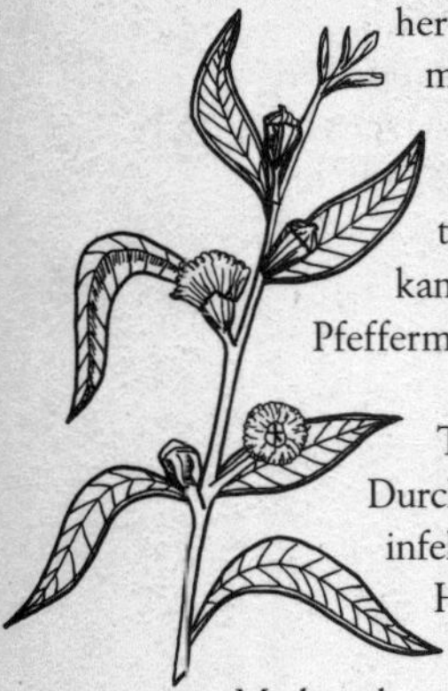

Eukalyptus *(Eucalyptus ...)*

Es gibt über 600 Eukalyptusarten, von denen einige hervorragende Öle stammen - von scharf bis mild; hier seien nur drei genannt:

Eukalyptus globulus: Herkunft: Portugal, Spanien, **Gewinnung:** Wasserdampfdestillation der Blätter und Zweige, **Duft:** scharf, kampferartig, **Paßt gut zu** Zitrusfrüchten, Pfefferminze, Rosmarin, **Effekt allgemein:** erfrischt, muntert auf, reinigt die Luft, **Therapieeinsatz bei:** Erkältungen, Grippe, Durchfall, Rheuma, Muskelkater, Harnwegsinfektionen, fettiger Haut, Pilzinfektionen, Herpes

Eukalyptus citriodora: Herkunft: Madagaskar, **Gewinnung:** Wasserdampfdestillation der Blätter und Zweige, **Duft:** frisch, eukalyptusartig, blumig, **Paßt gut zu** Zitrusölen, **Effekt allgemein:** erfrischt, muntert auf, reinigt die Luft, **Therapieeinsatz bei:** Erkältungen, Grippe, Durchfall, Rheuma, Muskelkater, Arthritis, Schuppen, Pilzinfektionen,

Eukalyptus radiata: Herkunft: Australien, **Gewinnung:** Wasserdampfdestillation der Blätter und Zweige, **Duft:** mild, frisch, eukalyptusartig, **Paßt gut zu** Zitrusölen, **Effekt allgemein:** erfrischt, muntert auf, reinigt die Luft, **Therapieeinsatz bei:** Erkrankungen der Atemwege

Fenchel süß *(Foeniculum vulgare dulce)*
Herkunft: Italien, **Gewinnung:** Wasserdampfdestillation der Samen, **Duft:** süß, anisartig, **Paßt gut zu** Anisöl, Koriander, Lavendel, **Effekt allgemein:** entspannt, **Therapieeinsatz bei:** Verdauungsbeschwerden (Blähungen)

Grapefruit *(Citrus paradisii)*
Herkunft: Israel, USA, **Gewinnung:** Kaltpressung der Schale, **Duft:** fruchtig, bitter-süß, **Paßt gut zu** Benzoe Siam, Honig, Minze, YlangYlang, **Effekt allgemein:** erfrischt, konzentrationsfördernd, **Therapieeinsatz bei:** Müdigkeit, Darmträgheit, Verspannung, Akne

Immortelle *(Helichrysum italicum)*
Herkunft: Italien, Kroatien, **Gewinnung:** Wasserdampfdestillation des Krautes, **Duft:** herbsüß, **Paßt gut zu** Lavendel, Kamille römisch, Melisse, Bergamotte, **Effekt allgemein:** entspannt, anregend, **Therapieeinsatz bei:** Nervosität, Erkältungen, allergischen Hauterkrankungen, Ekzemen, Verdauungs- und Menstruationsbeschwerden

Ingwer *(Zingiber officinale)*

Herkunft: Indien, Sri Lanka, **Gewinnung:** Wasserdampfdestillation der Wurzel, **Duft:** feurigscharfer Gewürzduft, **Paßt gut zu** Nelke, Zitrusölen, Sandelholz, Zimt, Kardamom, **Effekt allgemein:** anregend, appetit- und verdauungsanregend, **Therapieeinsatz bei:** Ängstlichkeit, Bronchitis, Erkältungen, Appetitmangel, Übelkeit, Rheuma, Gelenkschmerzen

Jasmin *(Jasminum grandiflorum)*

Herkunft: Marokko, Ägypten, Algerien, China, **Gewinnung:** Extraktion der Blüten (meistens mit Hexan), **Duft:** blumig, süß, **Paßt gut zu** Gewürzölen, Neroli, Rosen- und Sandelholz, Zitrusölen, **Effekt allgemein:** erotisierend, entspannend, **Therapieeinsatz bei:** Angst, Depression, Wechseljahrsbeschwerden, Geburtsvorbereitung, Muskelschmerzen, trockener, empfindlicher Haut

Johanniskraut *(Hypericum perforatum)*

Herkunft: Frankreich, **Gewinnung:** Wasserdampfdestillation des blühenden Krautes, **Duft:** heuartig, **Paßt gut zu** Lavendel, Bergamotte, Muskatellersalbei, **Effekt allgemein:** ausgleichend, hebt die Stimmung, **Therapieeinsatz bei:** Angst, Nervosität

Kamille

Kamille blau oder Deutsche Kamille *(Chamomilla recutita)*: **Herkunft:** Italien, Ägypten, Nepal, **Gewinnung:** Wasserdampfdestillation der Blüten, **Duft:** warm, „krautig“, **Paßt gut zu** Lavendel, Schafgarbe, Rose, **Effekt allgemein:** entspannt, besänftigt, **Therapieeinsatz bei:** Nervosität, Verdauungsbeschwerden, Entzündungen, Allergien

Kamille römisch *(Chamaemelum nobila)*: **Herkunft:** Italien, Schweiz, **Gewinnung:** Wasserdampfdestillation der Blüten, **Duft:** blumig, süß, **Paßt gut zu** Bergamotte, Neroli, Rose, Muskatellersalbei, **Effekt allgemein:** entspannt, besänftigt, krampflösend, **Therapieeinsatz bei:** Unruhe, Nervosität, Husten, Gelenkschmerzen und -entzündungen, Viruserkrankungen, zur Hautpflege empfindlicher und trockener Haut, prämenstruellem Syndrom, Regelschmerzen, Katarrh

Kamille wild *(Chamaemelum ormensis)*: **Herkunft:** Marokko, **Gewinnung:** Wasserdampfdestillation des blühenden Krautes, **Duft:** warm, „krautig“, **Paßt gut zu** Lavendel, Rose, Mimose, **Effekt allgemein:** entspannt, besänftigt, **Therapieeinsatz bei:** Allergien (z.B. gegen Heuschnupfen hilft eine Ölmischung aus 1 TL Niaouli, 15 Tropfen Kamille und 3 Tropfen Pfefferminze)

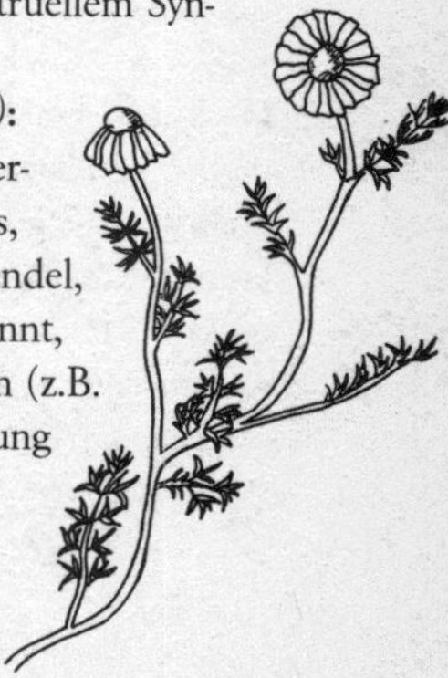

Kardamom *(Elettaria cardamomum)*

Herkunft: Costa Rica, **Gewinnung:** Wasserdampfdestillation der Samen, **Duft:** holzig, würzig, **Paßt gut zu** Zitrusfrüchten, Fenchel, Anis, Weihrauch, Rose, **Effekt allgemein:** verdauungsfördernd, anregend - ihm wird auch eine aphrodisiakische Wirkung nachgesagt, **Therapieeinsatz bei:** Müdigkeit, Erkältungen, Bronchitis, (Reise-) Übelkeit

Kiefernnadel *(Pinus silvestris)*

Herkunft: Frankreich, **Gewinnung:** Wasserdampfdestillation der Zweige, **Duft:** harzig, **Paßt gut zu** Eukalyptus, Myrte, Zitrusölen, anderen Nadelholzölen, **Effekt allgemein:** regt an, fördert die Konzentration, **Therapieeinsatz bei:** Müdigkeit, Streß

Koriander *(Coriandrum sativum)*

Herkunft: Frankreich, Rußland, **Gewinnung:** Wasserdampfdestillation der Samen, **Duft:** warm, würzig, leicht blumig, **Paßt gut zu** Anis, Fenchel, Kreuzkümmel, Rose, Jasmin, Zitrusölen, **Effekt allgemein:** entspannt, verdauungsfördernd, antibakteriell, **Therapieeinsatz bei:** Magenproblemen, Rheuma, Gicht

Kreuzkümmel *(Cuminum cyminum)*
Herkunft: Italien, **Gewinnung:** Wasserdampfdestillation der Samen, **Duft:** würzig, leicht anisartig, **Paßt gut zu** Anis, Fenchel, Koriander, **Effekt allgemein:** entspannt, verdauungsfördernd, **Therapieeinsatz bei:** Streß, Nervosität, Verdauungsbeschwerden

Lavendel *(Lavendula officinalis)*
Herkunft: Italien, Frankreich, **Gewinnung:** Wasserdampfdestillation der Rispen mit Stengeln, **Duft:** würzig, frisch, **Paßt gut zu** allen Ölen **Effekt allgemein:** entspannt, besänftigt und beruhigt, wirkt antiseptisch, **Therapieeinsatz bei:** Angst, Schlaflosigkeit, Depressionen, Ohnmacht, Husten, Erkältungen, Viruserkrankungen, Magenkrämpfen, Übelkeit, Muskelkater, Steifheit, Herzrasen, Regelbeschwerden, Hautverletzungen (Narben, Wundreinigung)

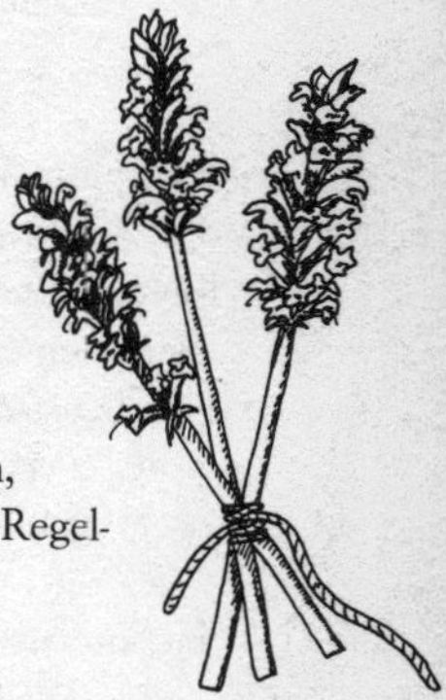

Lavendelsalbei *(Salvia lavandulifolia)*
Herkunft: Frankreich, **Gewinnung:** Wasserdampfdestillation des Krautes, **Duft:** würzig, frisch, **Paßt gut zu** Lavendel, Zitrusölen, Rosmarin, Muskatellersalbei, **Effekt allgemein:** beruhigt, verbessert die Stimmung, **Therapieeinsatz bei:** Streß, Entzündungen, Verdauungs-, Magenproblemen

Lorbeer *(Laurus nobilis)*

Herkunft: Frankreich, Kroatien, Türkei, **Gewinnung:** Wasserdampfdestillation der Blätter, **Duft:** würzig, **Paßt gut zu** Limette, Zeder, Grapefruit, Zitrone, **Effekt allgemein:** anregend, konzentrationsfördernd, stärkend, antiseptisch, **Therapieeinsatz bei:** Erkrankungen der Atemwege, angeschwollenen Lymphknoten, Viruserkrankungen, Verdauungsbeschwerden

Majoran *(Origanum majorana)*

Herkunft: Ägypten, **Gewinnung:** Wasserdampfdestillation des Krautes, **Duft:** würzig, **Paßt gut zu** Lavendel, Kamille, Zeder, Bergamotte, Muskatellersalbei, **Effekt allgemein:** entspannt, beruhigt, **Therapieeinsatz bei:** Schlaflosigkeit, Kopfschmerzen, Durchfall, Bluthochdruck, Herzrasen, Regelschmerzen

Melisse *(Melissa officinalis)*

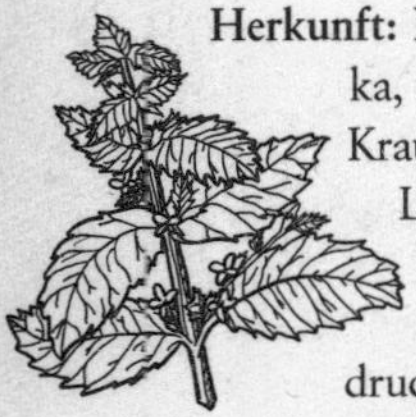

Herkunft: Frankreich, Italien, auf dem Balkan, Sri Lanka, **Gewinnung:** Wasserdampfdestillation des Krautes, **Duft:** frisch, leicht zitronig, **Paßt gut zu** Lavendel, Rose, Neroli, Kamille, **Effekt allgemein:** belebt, erfrischt, krampflösend, **Therapieeinsatz bei:** Allergien, Bluthochdruck, Verdauungsproblemen, Menstruationsbeschwerden, Hautverletzungen, Schlafstörungen

Moschuskörner *(Hibiscus abemoschus)*
Herkunft: Indien, Brasilien, **Gewinnung:** Wasserdampfdestillation der Samen, **Duft:** schwer, sinnlich, **Paßt gut zu** allen Blütenölen, Benzoe, Honig, **Effekt allgemein:** anregend, sinnlich, **Therapieeinsatz bei:** Streß, Lustlosigkeit

Muskatellersalbei *(Salvia sclarea)*
Herkunft: Italien, Frankreich, Schweiz, Spanien, Rußland, **Gewinnung:** Wasserdampfdestillation des blühenden Krautes, **Duft:** süßlich, „krautig“, **Paßt gut zu** Bergamotte, Rose, Sandelholz, **Effekt allgemein:** entspannt, hebt die Stimmung, **Therapieeinsatz bei:** Verdauungsproblemen, Bronchitis, Kopfschmerzen, Anspannung, Nervosität, entzündeter Haut

Myrrhe *(Commiphora molmol)*
Herkunft: Somalia, **Gewinnung:** Wasserdampfdestillation des Harzes, **Duft:** bittersüß, schwer, **Paßt gut zu** Rose, Weihrauch, **Effekt allgemein:** ausgleichend, beruhigend, **Therapieeinsatz bei:** Anspannung, Bronchitis, Halsschmerzen, Durchfall und Magenkrämpfen, Pilzinfektionen, ideal für rissige, reife Haut

Myrte *(Myrtus communis)*
Herkunft: Peru, Türkei, Marokko, Tunesien, **Gewinnung:** Wasserdampfdestillation der Zweige, **Duft:** frisch, „krautig“, **Paßt gut zu** Zitrusölen, Teebaum, Lavendel, **Effekt allgemein:** reinigt, stärkt, **Therapieeinsatz bei:** Depression, Bronchitis, Erkältungen, Prostataentzündung, Akne, Insektenbissen und -stichen

Neroli *(Citrus aurantium ssp. aurantium)*
Herkunft: Italien, Frankreich, Ägypten, Tunesien, Marokko, **Gewinnung:** Wasserdampfdestillation der Blüten **Duft:** würzig-blumig, frisch, **Paßt gut zu** Benzoe Siam, Bergamotte, Rose, Zitrusölen, **Effekt allgemein:** löst Anspannung und Streß, **Therapieeinsatz bei:** Depression, Müdigkeit, Kopfschmerzen, Atemlosigkeit, Herzrasen, Krampfadern, strapazierter Haut (Schwangerschaftsstreifen)

Niauli *(Melaleuca viridiflora)*
Herkunft: Madagaskar, Neu Kaledonien, **Gewinnung:** Wasserdampfdestillation der Zweige und Blätter, **Duft:** würzig, scharf, **Paßt gut zu** Eukalyptus, Myrte, Rosmarin, Nadelölen, **Effekt allgemein:** erfrischt, reinigt die Luft, entzündungshemmend, **Therapieeinsatz bei:** Müdigkeit, Streß, Allergien, Infektionskrankheiten

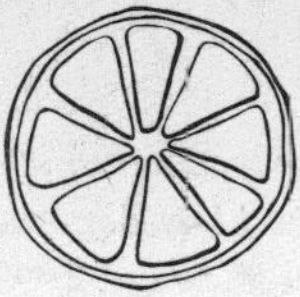

Orange *(Citrus sinensis)*
Herkunft: Italien, Spanien, Frankreich, Israel, Griechenland, Südamerika, **Gewinnung:** Kaltpressung der Schale, **Duft:** fruchtig-frisch, süß, **Paßt gut zu** allen Ölen, **Effekt allgemein:** anregend, erheiternd, **Therapieeinsatz bei:** Ängstlichkeit, Nervosität, ideal für trockene, gereizte Haut

Oregano *(Origanum vulgare)*
Herkunft: Frankreich, Marokko, **Gewinnung:** Wasserdampfdestillation des Krautes, **Duft:** würzig, herb, **Paßt gut zu** Myrte, Thymian, Zitrone, **Effekt allgemein:** anregend, erwärmend, antibakteriell, **Therapieeinsatz bei:** Entzündungen, Verdauungsstörungen

Patchouli *(Pogostemon cablin)*
Herkunft: Indien, Indonesien, **Gewinnung:** Wasserdampfdestillation der getrockneten Blätter, **Duft:** würzig, erdig, **Paßt gut zu** Jasmin, Rose, Zitrusölen, **Effekt allgemein:** anregend, **Therapieeinsatz bei:** Nervosität, Streß, rissiger, schuppiger Haut, Pilzinfektionen

Petit Grain *(Citrus aurantium ssp. aurantium)*
Herkunft: Paraguay, Marokko, **Gewinnung:** Wasserdampfdestillation der Blätter und Zweige, **Duft:** zitronig-frisch, **Paßt gut zu** Neroli, Jasmin, Zitrusölen, **Effekt allgemein:** erfrischt, belebt, **Therapieeinsatz bei:** Angst, Lampenfieber, Erkältungen, nervöser Magen, Wechseljahrsbeschwerden, fettiger Haut, Akne

Pfeffer schwarz *(Piper nigrum)*
Herkunft: Madagaskar, Indonesien, **Gewinnung:** Wasserdampfdestillation der Pfefferkörner, **Duft:** würzig, **Paßt gut zu** Lorbeer, Weihrauch, Gewürzölen, **Effekt allgemein:** anregend, stimulierend, **Therapieeinsatz bei:** Müdigkeit, Erkältungen, Magen-/Verdauungsbeschwerden, Rheuma, Kreislaufproblemen

Pfefferminze *(Mentha piperita)*
Herkunft: Italien, Ägypten, **Gewinnung:** Wasserdampfdestillation der Blätter, **Duft:** kühl, frisch, **Paßt gut zu** Zitrusölen, Lavendel, Rosmarin, **Effekt allgemein:** anregend, konzentrationsfördernd, erfrischend, stärkt das Immunsystem, **Therapieeinsatz bei:** Nervosität, Erkältung, Erbrechen, Reisekrankheit, Kopfschmerzen, allergiebedingter Reizung der Atemwege (nur für Kinder ab zweieinhalb Jahren geeignet!)

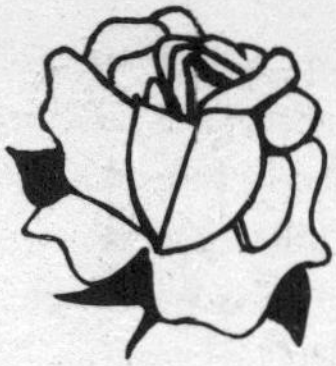

Rose *(Rosa damascena, centifolia oder alba)*

Herkunft: Türkei, Marokko, Bulgarien, Frankreich, **Gewinnung:** Wasserdampfdestillation der Blüten, **Duft:** je nach Anbaugebiet mal schwerer oder zarter Rosenduft, **Paßt gut zu** Sandelholz, Lavendel, Melisse, Neroli, Jasmin, Gewürzölen, Bergamotte, Zeder, Zitrusölen, **Effekt allgemein:** anregend, beruhigend, sinnlich, **Therapieeinsatz bei:** Schock, Anspannung, leichten Infektionen, Husten, Übelkeit, Regelschmerzen, Wechseljahren, ideal für reife und empfindliche Haut

Rosenholz *(Aniba rosaeodora)*

Herkunft: Brasilien, **Gewinnung:** Wasserdampfdestillation der Holzspäne, **Duft:** blumig-rosig, **Paßt gut zu** allen Ölen, vor allem Blütenölen, **Effekt allgemein:** ausgleichend, entspannend, **Therapieeinsatz bei:** siehe Rosen

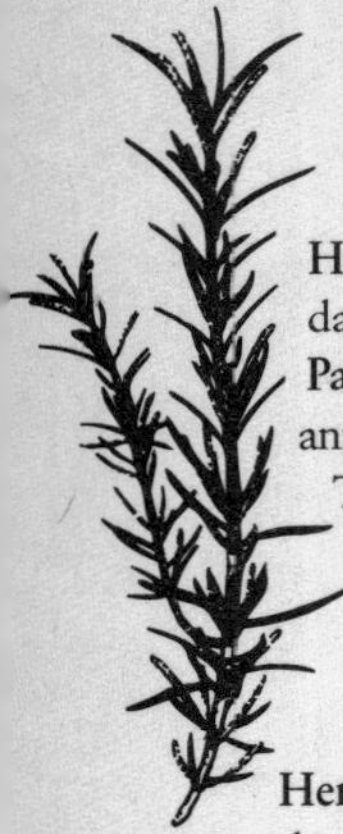

Rosmarin *(Rosmarinus officinalis)*

Herkunft: Frankreich, Marokko, **Gewinnung:** Wasserdampfdestillation des Krautes, **Duft:** würzig, frisch, **Paßt gut zu** Gewürzölen, Zitrusölen, **Effekt allgemein:** anregend, belebend, erfrischend, schleimlösend, **Therapieeinsatz bei:** Depression, Bronchitis, Husten, Nebenhöhlenentzündungen, Muskelkater, Verdauungsbeschwerden

Salbei *(Salvia officinalis)*

Herkunft: Italien, Frankreich, **Gewinnung:** Wasserdampfdestillation des Krautes, **Duft:** würzig, **Paßt gut zu** Lavendel, Thymian, Pfefferminze, Gewürzölen, **Effekt allgemein:** anregend, reinigend, unterstützt Stoffwechsel, **Therapieeinsatz bei:** Angst, Husten, bei Krämpfen und Verspannungen, Bluthochdruck (kann Kopfschmerzen und Übelkeit auslösen; sollte nicht von Schwangeren und Kleinkindern genommen werden)

Sandelholz *(Santalum album)*

Herkunft: Indien, **Gewinnung:** Wasserdampfdestillation des zerkleinerten Holzes, **Duft:** holzig, süß, **Paßt gut zu** Blütenölen, Ingwer, Patchouli, Vetiver, **Effekt allgemein:** beruhigt, besänftigt, **Therapieeinsatz bei:** Angst, Streß, Übelkeit, Ischias, Hämorrhoiden, Ekzemen

Schafgarbe *(Achillea millefolium)*
Herkunft: Ungarn, asiatischen Ländern, **Gewinnung:** Wasserdampfdestillation des blühenden Krautes, **Duft:** würzig, bitter, **Paßt gut zu** Lavendel, Muskatellersalbei, Kamille, Majoran, **Effekt allgemein:** entspannt, krampflösend, entzündungshemmend, **Therapieeinsatz bei:** Nervosität, Verdauungs-, Magenstörungen, Menstruations- und Wechseljahrsbeschwerden, Hämorrhoiden, Kopfschmerzen

Schwarzkümmel *(Nigella sativa)*
Herkunft: Indien, **Gewinnung:** Wasserdampfdestillation der Samen, **Duft:** würzig, pfeffrig, **Paßt gut zu** Anis, Fenchel, Kardamom, **Effekt allgemein:** kräftigend, verdauungsfördernd, **Therapieeinsatz bei:** Verdauungsbeschwerden

Teebaum *(Melaleuca alternifolia)*
Herkunft: Australien, **Gewinnung:** Wasserdampfdestillation der Zweige und Blätter, **Duft:** streng, würzig, medizinisch, **Paßt gut zu** Lavendel, Rose, Sandelholz, **Effekt allgemein:** erfrischt, reinigt, wirkt antimikrobiell, **Therapieeinsatz bei:** Erschöpfung, Schock, Erkältung, Grippe, Magenschleimhautentzündung, stimuliert das Immunsystem, Pilzinfektionen, Genitalherpes, Akne, Warzen, Windpocken, Schuppen

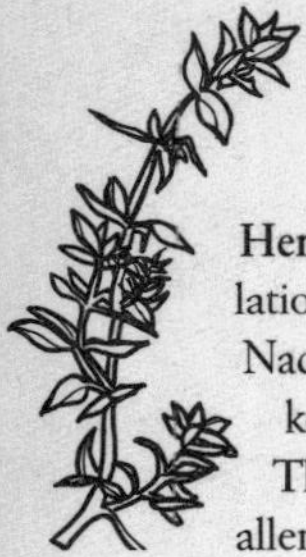

Thymian *(Thymus vulgaris)*
Herkunft: Frankreich, **Gewinnung:** Wasserdampfdestillation des Krautes, **Duft:** würzig, frisch, **Paßt gut zu** Nadel- und Zitrusölen, **Effekt allgemein:** anregend, konzentrationsfördernd, belebend, antimikrobiell, **Therapieeinsatz bei:** hartnäckigen Erkrankungen, vor allem der Atemwege, Verdauungsbeschwerden

Vanilleextrakt *(Vanilla planifolia)*
Herkunft: Madagaskar, **Gewinnung:** Extraktion mit Trinkbranntwein, 20% in Weingeist gelöst, **Duft:** süß, **Paßt gut zu** Rose, Honig, Blütenölen, Clementine, Orange, **Effekt allgemein:** erheiternd, entspannend, **Therapieeinsatz bei:** Streß, Müdigkeit, Schlafstörungen

Vetiver *(Vetiveria zizanoides)*
Herkunft: El Salvador, **Gewinnung:** Wasserdampfdestillation der Wurzeln, **Duft:** erdig, schwer, dunkel, **Paßt gut zu** Sandelholz, Orange, Ylang Ylang, Jasmin, Kardamom, **Effekt allgemein:** beruhigend, stabilisierend, **Therapieeinsatz bei:** Erschöpfung, Depression

Wacholderbeere *(Juniperus communis)*
Herkunft: Kroatien, Frankreich, **Gewinnung:** Wasserdampfdestillation der Beeren, **Duft:** fruchtig, beerig, **Paßt gut zu** Rosmarin, Nadelölen, Zitrusölen, Myrte, **Effekt allgemein:** anregend, aufmunternd, harntreibend,

(**Wacholder:** auch aus Wacholderzweigen und -blättern wird ätherisches Öl destilliert, das weniger fruchtig als das Beerenöl riecht, aber dieselbe Wirkung hat), **Therapieeinsatz bei:** Erschöpfung, Grippe, Gelenkschmerzen, Regelbeschwerden, ideal für fettige Haut, Verdauungsbeschwerden (dieses Öl sollte nicht länger als zwei Wochen oral genommen werden, da es zu Schädigungen des Nierengewebes führen kann)

Weihrauch arabisch und indisch
(Boswellia sacra und serrata)

Herkunft: Äthiopien, Indien, **Gewinnung:** Wasserdampfdestillation des Harzes, **Duft:** süß, frische Harznote, **Paßt gut zu** Myrrhe, Zeder, Zitrus- und Nadelölen, **Effekt allgemein:** anregend, stärkend, **Therapieeinsatz bei:** Erschöpfung, Trauer, Bronchitis, Wechseljahre, ideal für strapazierte Haut (Schwangerschaft), bei Narbengewebe

Ylang Ylang *(Canaga odorata)*

Herkunft: Madagaskar, **Gewinnung:** Wasserdampfdestillation der Blüten, **Duft:** blumig, süß-exotisch, **Paßt gut zu** Jasmin, Sandelholz, Rose, Zitrusölen, **Effekt allgemein:** ausgleichend, stimmt sinnlich, euphorisierend, **Therapieeinsatz bei:** Stimmungsschwankungen, Reizbarkeit, nervösen Magenbeschwerden, Herzrasen, Bluthochdruck, ideal für fettige Haut

Ysop *(Hyssopus officinalis)*
Herkunft: Frankreich, **Gewinnung:** Wasserdampfdestillation des Krautes, **Duft:** würzig, honigsüß, **Paßt gut zu** Salbei, Lavendel, Zitrone, Rosmarin, Eisenkraut, Latschenkiefer, **Effekt allgemein:** anregend, erfrischend, konzentrationsfördernd, antiviral, **Therapieeinsatz bei:** Viruserkrankungen, Fieberbläschen im Mund

Zeder *(Cedrus atlantica)*
Herkunft: Marokko, **Gewinnung:** Wasserdampfdestillation der Holzspäne, **Duft:** holzig, **Paßt gut zu** allen Ölen, **Effekt allgemein:** anregend, ausgleichend, **Therapieeinsatz bei:** Müdigkeit, Streß, Krampfadern

Zimtrinde *(Cinnamomum verum)*
Herkunft: Madagaskar, Sri Lanka, **Gewinnung:** Wasserdampfdestillation der Rinde, **Duft:** süß, intensiv nach Zimt, **Paßt gut zu** Zitrusölen, Gewürzölen wie Nelkenblätter und -knospe, Ingwer, Vanille, **Effekt allgemein:** anregend, antiseptisch, inspirierend, (**Zimtblätter:** aus destillierten Blättern des Zimtbaums; **Herkunft:** Tansania, Sri Lanka; dieses Öl ist preisgünstiger, da seine Herstellung einfacher ist; die Wirkungen stimmen weitgehend überein)
Therapieeinsatz bei: Verdauungsbeschwerden (z.B. Durchfall)

Zitrone *(Citrus limonum)*

Herkunft: Italien, Marokko, **Gewinnung:** Kaltpressung der Schale, **Duft:** fruchtig-frisch, **Paßt gut zu** Zypresse, Wacholder, Lavendel, Thymian, Myrte, **Effekt allgemein:** erfrischend, konzentrationsfördernd, aufmunternd, **Therapieeinsatz bei:** Müdigkeit, Durchblutungsstörungen

Zypresse *(Cypressus sempervirens)*

Herkunft: Frankreich, **Gewinnung:** Wasserdampfdestillation der Zweige und Zapfen, **Duft:** würzig, herb-holzig, **Paßt gut zu** Patchouli, Wacholder, Zitrusölen, Zeder, **Effekt allgemein:** klärend, konzentrationsfördernd, krampf- und schleimlösend, **Therapieeinsatz bei:** Müdigkeit, Bronchitis, Verdauungsbeschwerden, Darmentzündung, Ödemen, Hämorrhoiden, Wechseljahren, Menstruationsbeschwerden

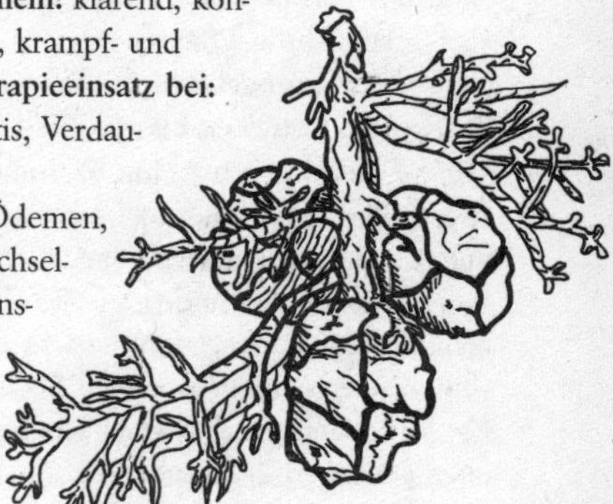

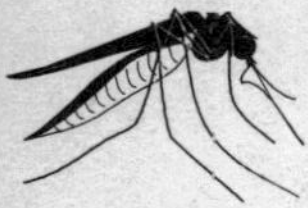

Aromaöle gegen Insekten

Gehören Sie zu der tierlieben Minderheit, die Bremsen, Schnaken, Zecken, kurz stechende, saugende, Ungeheuer liebevoll saugen lassen? Oder versuchen Sie ihnen - wie allgemein üblich - aus dem Weg zu gehen? Beziehungsweise die Insekten dazu zu bewegen, daß sie Ihnen aus dem Weg fliegen?

Der Minderheit Respekt vor so viel kompromißloser Tierliebe, der Mehrheit Verständnis und folgender Tip: Verzichten Sie im Kampf gegen die sommerlichen Plagegeister auf die chemische Keule. Die Natur hält ähnlich wirksame Mittel bereit. Eigentlich für Pflanzen - aber jetzt auch für Pflanzen(fr)esser. Ätherische Öle wie *Citronella, Lavendel, Minze, Nelke, Eukalyptus* oder *Zedernholz* vertreiben bissige Biester ebenso zuverlässig wie die Mittelchen mit dem berühmten Kreuz drauf. (Das haben übrigens „Stich"-Tests erwiesen und ist nicht nur Behauptung der Präparat-Anbieter.)

Im Naturkostladen finden Sie viele Produkte von Firmen, die erfolgreich mit ätherischen Ölen bei insektenabweisenden Mitteln arbeiten. Wollen Sie aber Ihr eigenes Mittel herstellen, reichen schon ein paar Tropfen oben genannter ätherischer Öle in einem Trägeröl (s. S. 53), das Sie direkt auf die Haut auftragen.

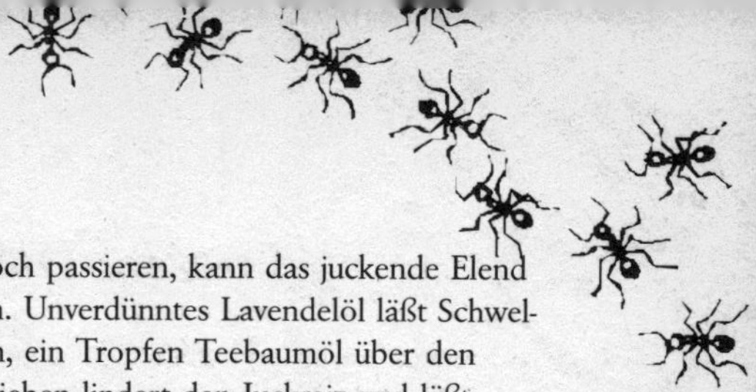

Sollte es aber doch passieren, kann das juckende Elend gelindert werden. Unverdünntes Lavendelöl läßt Schwellungen abklingen, ein Tropfen Teebaumöl über den „Stichpunkt“ gerieben lindert den Juckreiz und läßt ebenfalls Schwellungen abklingen.
Alte Hausrezepte gegen Insektenbisse und -stiche beruhen auf ähnlicher Grundlage, nämlich den Aromaölen der Pflanzen. Sie sind in ihrer Anwendung schlichter aber nicht weniger effektiv.

- bei Bienenstichen mildert eine Zwiebelscheibe den Schmerz und Juckreiz

- bei Ameisenbissen helfen Knoblauch und Zwiebeln; auch Gurkensaft (eine Scheibe auflegen) vertreibt die Schmerzen

- Wespenstiche können Sie mit Zitronensaft behandeln; tränken Sie Baumwollmull mit frischgepreßtem Zitronensaft und legen Sie ihn auf die Wunde.

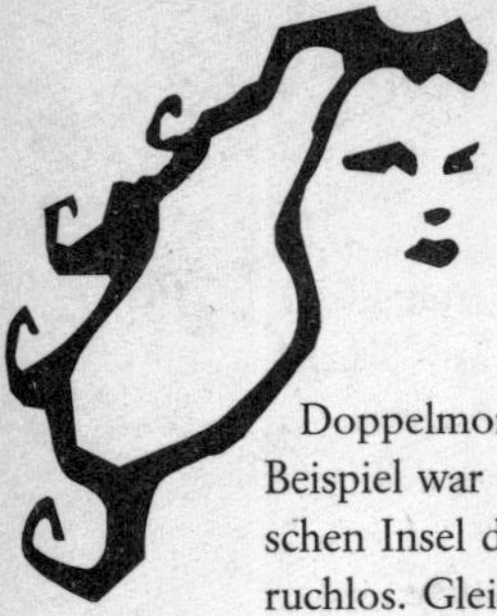

Lust auf Duft

Doppelmoral ist menschlich. Auch beim Duft. Zum Beispiel war in der viktorianischen Ära auf der britischen Insel duftende Sinnlichkeit verpönt und galt als ruchlos. Gleichzeitig boomte das Geschäft mit Paisleyschals aus Indien. Der auf den ersten Blick fehlende Zusammenhang läßt sich leicht mit einer historisch interessiertern (Spür-)Nase herstellen.
Paisleyschals waren der Verkaufsschlager des 19. Jahrhunderts. Und sie wurden für den Export nach Europa zusammen mit Patchouli-Blüten verpackt. Diese sollten ursprünglich die Motten fernhalten. Der schwere, würzige Duft durchdrang den kostbaren Stoff und betörte die Briten so sehr, daß sie den indischen Tüchern nicht widerstehen konnten. Exporteure mußten bald erkennen, daß unabhängig von der Qualität der Textilien, Schals, die nicht nach Patchouli (oder auch Patschuli) dufteten, auf Lager blieben.
Wer kann es den Briten verdenken? Lange Zeit war ihnen der direkte Einsatz von Parfum verboten. Duft galt als unsittlich, der Gesichtsausdruck einer Genießerin oder eines Genießers, die sich blumigen Aromen hingaben, als moralisch eindeutig zweideutig und absolut verwerflich. Da kam die unverfängliche und gesellschaftlich akzeptierte Variante „duftender Schal“ gerade recht.

Der Verdacht, daß Parfum sexuelle Gefühle auslösen oder verstärken könnte, war und ist durchaus berechtigt. Viele Aromen sind mit menschlichen Sexualduftstoffen verwandt und können daher leicht eine ähnliche Wirkung haben. Wer dann die Sinnlichkeit mit Disziplin und Verstand unterdrückt, wird entweder krank oder verfällt ihr bei sich bietender Gelegenheit um so vollständiger.

Im Orient war man offener. Beim Bau von Moscheen wurde der Mörtel großzügig mit Moschus parfümiert. Man wußte um seine erotisierende Wirkung und genau diese war auch erwünscht. Der Duft sollte die Männer an das ihnen bevorstehende Paradies erinnern, das auf sie wartete, falls sie Allahs Regeln befolgten. Ob Allah Frauen dasselbe versprochen hat? Im Koran steht jedenfalls nichts davon.

Heutzutage haben Düfte ihren Sitte und Moral gefährdenden Nimbus verloren. Alles ist ganz demokratisch-liberal jeder und jedem zugänglich. Keiner regt sich mehr über erotisierende oder allzu lüsterne Parfums auf. Es sei denn, man wird gerade von einer schwülen Duftwolke in einem Kino- oder Theatersaal umnebelt und weiß nicht mehr, in welche Richtung man riechen und atmen soll. Der geschickt sparsame Umgang mit dem kostbar aromatisierten Naß ist allemal wünschens- und empfehlenswert.

Körperöle - der gesalbte Leib

Parfümerien und Drogerien überschwemmen uns geradezu mit duftenden Körpercremes und -lotionen. Ebenso unüberschaubar wie das Angebot sind aber leider auch die Zutaten. Und der Blick auf das Etikett ist genauso aufschlußreich wie der Blick in ein Chemielehrbuch.

„Schmierige Geschichte“ titelte das ÖkoTest-Magazin (siehe Lesetips auf Seite 136–143) seinen Test der Körperlotionen. Es fand in den Cremes aller Preisklassen Emulgatoren auf der Basis von PEG, Substanzen, die Formaldehyd abspalten, oder billige Erdölprodukte anstatt pflegender pflanzlicher Substanzen.

Und dabei kann Pflege so einfach und natürlich sein. Denken Sie an Ihr Speiseöl. Es schmeckt gut, tut gut, riecht angenehm - warum sollte es also nicht anstatt in der Pfanne auch auf Ihrer Haut landen? Dermatologen versuchen immer wieder, diesen Tip, der auf einige befremdlich wirken mag, allgemein unter die Verbraucher zu bringen.

Öl auf unserer Haut

Speiseöle, alle pflanzlichen und hochwertigen Öle, sind eigentlich die optimalen Körperlotionen. Sie enthalten keine bedenklichen Emulgatoren, ziehen schnell ein und unterstützen die natürlichen Funktionen der Haut. Sie versorgen sie mit Vitaminen und anderen wertvollen Wirkstoffen und machen sie weich und zart. Und das beste: Sie sind für jeden Hauttyp geeignet. Vorbei also die Zeiten, in denen man vor den Kosmetikregalen rätseln mußte, ob der eigene sterbliche Körper nun eher trocken oder fett oder - noch schlimmer - beides gleichzeitig ist.

Für die Körperpflege empfehlenswert sind weitgehend geruchsneutrale Öle wie Weizenkeim-, Distel- oder Sonnenblumenöl. Auch Kürbiskernöl erfüllt dieses Kriterium und genießt sogar den Ruf eines Heilmittels. Seit jeher wird es bei empfindlicher oder entzündeter Haut, beispielweise bei Frost- oder Brandbeulen, eingesetzt.

Wem dieser Tip zu schlicht ist, kann Speiseöle zum edlen und individuellen Duftöl frisieren.

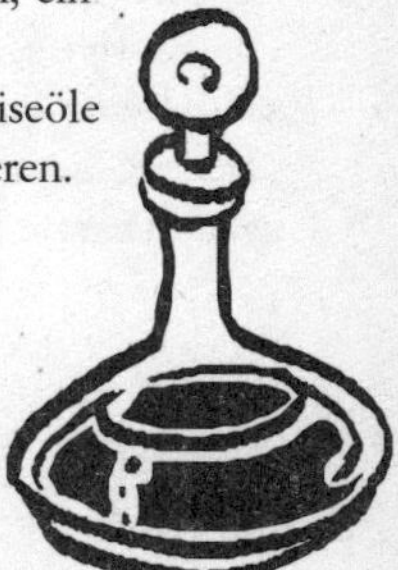

Körperöle selbstgemacht

Der einfachste Weg zur Kreation des eigenen Körperöls ist folgender: Geben Sie zu einem möglichst geruchsneutralen Öl - von Distel-, Mandel- bis Sesamöl - ein paar Tropfen Ihres ätherischen Lieblingsöls oder eine Ölmischung. Die Faustregel dabei lautet:

100 ml Basisöl (s.o.)

15 bis 20 Tropfen ätherisches Öl

Von den eigenen Duftölen sollten immer nur kleine Mengen gemischt werden, etwa so viel, wie Sie in sechs Wochen verbrauchen. Körperöle sollten, da sie keine Konservierungsstoffe enthalten, im Kühlschrank aufbewahrt werden.

Die optimale Duftnote kann individuell zusammengestellt werden. Das heißt auch, wenn Sie die ätherischen Öle gut vertragen, dürfen es gerne mehrere Tropfen sein, wie im Beispiel nebenan - ein intensiv riechendes und wirkendes Körperöl, das auch als Massageöl anregende Dienste leistet.

Körpermilch selbstgemacht

Kurzlebig und für den sofortigen Gebrauch ist auch die Körpermilch aus dem eigenen Kosmetik-Küchenstudio. Dazu braucht man lediglich frische Sahne und einen Lieblingsduft in Form von ätherischen Ölen. Auch hier gilt das Grundrezept:

100 ml Sahne

15 bis 20 Tropfen Öl

Das erfrischende und desodorierende Sommeröl

je 2 Tropfen:

Sandelholz, Zypresse

Petitgrain, Lavendel

4 TL Mandelöl

Anregendes Körperöl

12 Tropfen Wacholder

20 Tropfen Lavendel

10 Tropfen Rosmarin

100 ml Basisöl

Massage - von Haut zu Haut

„Der Arzt muß in vielen Dingen erfahren sein, gewiß aber im Reiben ... Denn Reiben kann ein Gelenk festigen, das zu locker ist, und ein Gelenk lockern, das zu steif ist." wußte Hippokrates bereits 500 Jahre vor unserer Zeitrechnung. Wie wichtig Streicheleinheiten für Wohlbefinden und Gesundheit insgesamt sind, wurde in unserer Kultur lange unterschätzt. Erst im Zeitalter der Brutkästen und High-Tech-Medizin erkannten Wissenschaftler, was ihre Kollegen aus der grauen (antiken) Vorzeit schon lange wußten.

Unser Nervensystem braucht, um sich entwickeln zu können, auch taktile Reize. So sind Streicheleinheiten schon vom allerersten Lebenstag an außerordentlich wichtig. Sie sind direkt an der Entwicklung des Gehirns beteiligt, regen das Neuronenwachstum an und tragen zu dessen funktionellen Organisation bei. Auch bei Erwachsenen spielen Berührungen eine wichtige Rolle. Denn unser Körper strebt stets nach Gleichgewicht, das durch innere und äußere Störungen immer wieder ins Wanken gerät. Eine „äußere Störung" ist eindeutig das Fehlen von Berührung, nichtstattfindendes Fühlen.

So weit die medizinisch-physiologischen Aspekte. Was Tasten, Fühlen, Streicheln und Liebkosen für die Seele bedeuten, weiß jeder von uns am besten selbst. Das muß uns kein Wissenschaftler erklären.

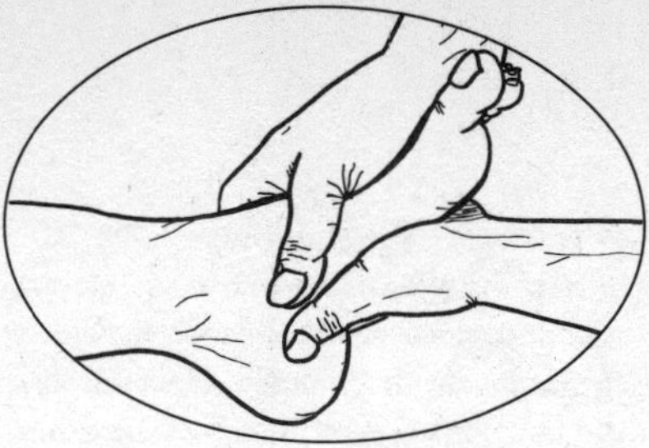

Massage kurz und knapp:
Die drei Haupt(be)griffe

1. *Effleurage:* Mit geschlossenen Fingern und der Handfläche werden kräftig - und doch sanft - Rücken, Beine und Brust massiert. Diese Massage beruhigt und entspannt, kann aber auch, wenn der Druck erhöht wird, den Kreislauf anregen. Alle kräftigeren Bewegungen gehen in Richtung Herz. Unterleib und Bauch sollten vorsichtig und immer im Uhrzeigersinn massiert werden, das Rückgrat nie direkt. Ansonsten sind alle Streichelrichtungen erlaubt und können eigentlich nur gut tun.
2. *Petrissage:* Hier kommt der Daumen solo. Verspannten Schultern, Waden oder angestrengten Knien und Knöcheln kann mit einem kräftigen Druck der Daumen geholfen werden.
3. *Kneten:* erfordert schon etwas mehr Übung. Durch sanftes Rollen und Zusammendrücken des Gewebes (ähnlich wie beim Teigkneten) werden die fleischigeren Körperregionen traktiert, dadurch gut durchblutet und entspannen sich zusehends.

Massageöle

Wohltuend und erholsam sind Massagen allemal. Nimmt man dazu noch ein Massageöl, maximiert sich der Effekt, da die gut durchblutete Haut zusätzlich Pflegestoffe aufnehmen kann. Ein Fest der Sinne beginnt, wenn das Massageöl mit wohlriechenden ätherischen Ölen aromatisiert wurde, die auch therapeutischen Effekt haben können (siehe Seiten 62-83).

Duftendes Massageöl (Grundrezept)

auf 1 TL Öl
(z.B. Mandel- oder Sonnenblumenöl)

2-3 Tropfen ätherisches Öl

Anwendung: Am besten stellen Sie für die Massage das Öl in einer Schale bereit und nehmen nur so viel in die Hände, daß es gerade mal die Hautfläche bedeckt. Verteilen Sie es erstmal in Ihrer Handinnenfläche und beginnen dann mit den ersten Griffen. Erst wenn die Haut das Öl aufgesogen hat und Ihre Hände nicht mehr so leicht über den Körper gleiten können, nehmen Sie erneut ein Portiönchen Öl.

Massageöl für verspannte Schultern

1 Tropfen Majoran
1 Tropfen Salbei
1 Tropfen Schwarzer Pfeffer
1 Tropfen Lavendel
2 TL Mandelöl

Massageöl für ruhige Stunden

2 ml Eukalyptus citriodora
3 ml Lavendel
100 ml Mandelöl (entspricht 20 TL)

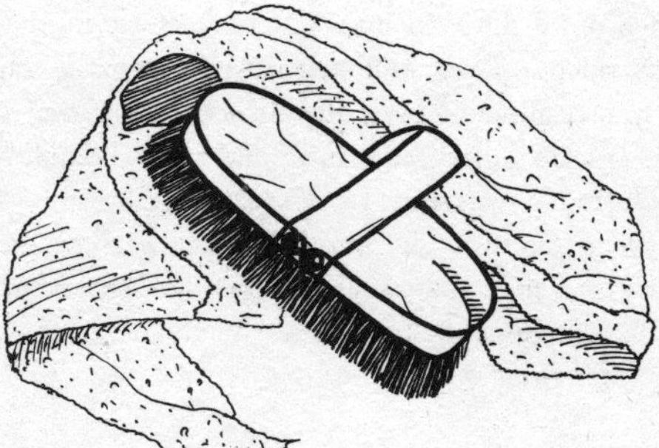

Das Bad für gewisse Stunden

Kaum etwas anderes ist nach einem anstrengenden Tag so herrlich entspannend und erfrischend wie eine halbe Stunde in der Badewanne. Dieser Hauch von Luxus hilft jeder gestreßten Seele. Kaum noch nachvollziehbar, daß wir Mitteleuropäer uns so lange und vor allem auch noch erfolgreich gegen Bäder (und Waschen allgemein) gewehrt haben.

Bäder und Waschungen haben fast auf dem gesamten Globus eine längere und kontinuierlichere Geschichte als bei uns. Von reichen Frauen in der Antike, Kaiserinnen und Königinnen ist bekannt, daß sie in Eselsmilch badeten und diesen Bädern eine glatte und vornehm blasse Haut verdankten. Im Orient gönnte man sich das Eintauchen in Orangenblüten-, Rosen-, Veilchen- und Moschuswasser. Die Römer setzten Reinlichkeit und Baden mit Kultiviertheit gleich und versuchten, diesen Segen auch in ihren Kolonien zu verbreiten. Sie schenkten den bemitleidenswert unkultivierten Barbaren - uns also - gleich ganze Badehäuser und stießen damit auf erbitterten Widerstand. Die Christen fürchteten das „gottlose" Bad wie der Teufel das Weihwasser. Zwei Bäder im Leben sollten reichen: bei der Geburt und vor der Beerdigung ...

Erst im späten 18. Jahrhundert wurde Baden in Europa gesellschaftsfähig. Die oberen Zehntausend entdeckten den Reiz dieses Luxus, waren aber bis in das 19. Jahrhundert mit seinem Genuß allein.
1883 wurde auf der Berliner Hygiene-Ausstellung die erste Heißwasser-Dusche vorgestellt. Eine kleine Revolution, die heute in fast alle Haushalte Einzug gehalten und das Vollbad beinahe verdrängt hat. Angesichts des allgemein verschwenderischen Umgangs mit dem lebensnotwendigen Rohstoff Wasser ist diese Entwicklung durchaus begrüßenswert. Bei einmal Vollbad fließt ebenso viel Wasser in den Abfluß wie bei viermal Duschen. Alltäglich sollte man sich also diesen Luxus nicht gönnen. Das macht nicht nur ökologisch Sinn. Denn ein wesentliches Merkmal von Luxus ist, daß er eben nicht für den Alltag, sondern für ganz besondere Stunden gedacht ist. Wie ein verführerisch duftendes heißes Bad bei Kerzenschein.

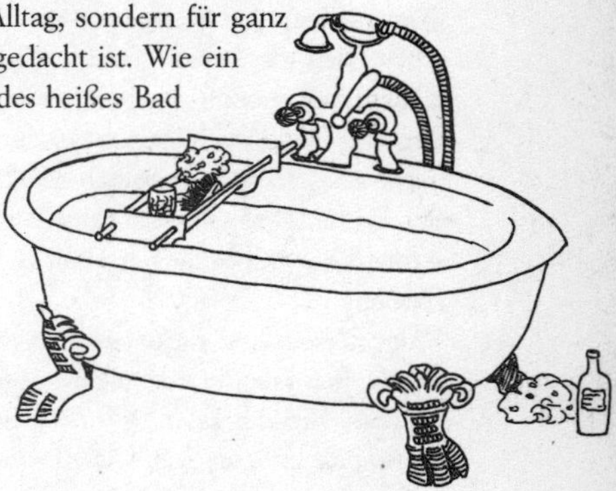

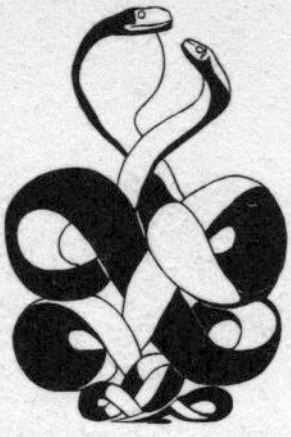

Duftbäder

Der Vorteil beim Selbermachen ist, daß man alles auf den eigenen Geschmack und die ganz persönliche Tagesform abstimmen kann. Braucht man Entspannung oder Anregung, will man trockener oder zu fetter Haut helfen oder möchte man einfach nur genüßlich in Rosen schwimmen - das alles ist ohne weiteres möglich und mit der eigenen Küche als Kosmetiklabor gar nicht teuer.

Einfach und wirksam ist die Zugabe von ätherischen Ölen ins Bad. Am besten werden die kostbaren ätherischen Ölen ins Wasser geträufelt und nicht in den heißen Wasserstrahl gegeben, da der Duft sich sonst sehr schnell verflüchtigt. Zu beachten ist auch, daß ätherische Öle nicht wasserlöslich sind. Das bedeutet, daß sich kleine Öltröpfchen auf der Wasseroberfläche absetzen und bei empfindlicher Haut zu Irritationen führen können.

Hautpflegend und rückfettend ist eine Mischung aus ätherischen Ölen in einem Basisöl (z.B. Sahne, Sonnenblumen-, Mandel- oder Olivenöl). Es muß nicht gleich Eselsmilch sein, um sich wie Kleopatra zu fühlen.

Das Bademilch-Rezept zum Entspannen:

6 EL Sahne, Milch oder Buttermilch
5 Tropfen Lavendel
5 Tropfen Muskatellersalbei
3 Tropfen Römische Kamille

Kostbare und teure ätherische Öle wie Rosenöl verdienen eine Sonderbehandlung. Wenige Tropfen davon erreichen eine größere Wirkung, wenn sie nicht einfach im Badewasser landen, sondern wenn sie direkt auf die feuchte Haut aufgetragen werden. Anschließend kann man sich dann genüßlich ins heiße Bad begeben und den Duft genießen. Da ätherische Öle fettlöslich sind, dringen sie sofort in die fetthaltigen Hautschichten ein und verlieren sich nicht im Badewasser.

Apropos Rosen: Haben Sie schon mal ein „echtes Rosenbad" erlebt? Es geht ganz einfach: Man nehme eine Handvoll Rosenblütenblätter, am besten aus Bio-Anbau, und streue sie ins Badewasser. Die Rosen helfen beim Entspannen und bereits der Anblick der treibenden Blütenblätter - vorzugsweise bei Kerzenschein - läßt die Gedanken schweifen und jegliche Anspannung schwinden.

Parfum – im Reich der Sinne

Bei Auswahl und Kauf eines Parfums sind persönliche Vorlieben entscheidend und weniger rationale und objektive Kriterien. Wer denkt schon daran, daß man beim Kauf eines teuren konventionellen Parfums weniger die Qualität der Rohstoffe bezahlt als die Werbung? Die Inhaltsstoffe fast aller (sehr teuren) Markendüfte machen durchschnittlich nur sieben bis acht Prozent des Verkaufspreises aus. 25 Prozent werden für die aufwendige Verpackung ausgegeben und mit dem Rest Händler und Werbeagenturen bezahlt.

Etwa zwei Drittel der angebotenen Düfte werden synthetisch hergestellt. Gelöst sind sie in Alkohol, der, um nicht in die hohe Branntweinversteuerung zu geraten, ungenießbar sein muß. Und so ist der Alkohol „vergällt“. Geschieht das mit Hilfe von Phtalaten, gefährdet das unsere Gesundheit.

Im Naturkosthandel ist das Angebot an Parfums und Duftstoffen noch bescheiden. Denn hier kommen ausschließlich natürliche Essenzen und Aromen ins Flakon. Die Herstellung solch reiner Natur-Parfums ist außerordentlich schwierig und wirtschaftlich wenig lukrativ. Bio-Parfums bestehen aus ätherischen Ölen, manchmal vermischt mit unvergälltem Weingeist sowie mit pflegendem Honigwachs und Jojobaöl. Chemische Vergällungsmittel, Nitromoschusverbindungen und tierische Duftstoffe sind tabu.

Viele der Zutaten kommen aus biologischem Anbau, seltene, wie beispielsweise die Pflanzenöle Tuberose oder Magnolie sind bislang nur aus konventionellem Anbau erhältlich. Einige Naturkosmetik-Hersteller greifen um der Vielfalt und Stabilität der Düfte willen auch auf synthetische Duftstoffe zurück - die meisten halten sich aber an die Vorgaben der Natur und an die Devise „Weniger ist oft mehr".

Dies gilt erst recht für das Auftragen von Parfums. Wenig oder kaum verdünnte enthalten mehr Duftstoffe und weniger gesundheitsschädliche Substanzen.

Und: Wenige Tropfen davon auf der Haut haben eine intensivere und längere Wirkung, als zentiliterweise Gepanschtes.

Wenn Sie sich einen ganz persönlichen Duft komponieren wollen, haben Sie keine Scheu. Verlassen Sie sich auf Ihre Nase, Ihren guten Geschmack und auf hochwertige ätherische Öle.

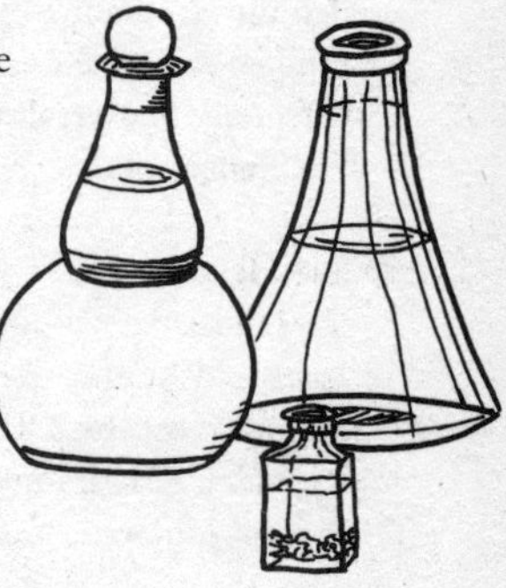

Parfumöle selbstgemacht

Es gibt eigentlich nur eins, das bei der Herstellung von Parfum beachtet werden muß: Es muß gut riechen. Das allerdings klingt einfacher als es letztendlich ist. Denn bis der uns und anderen gefallende richtige Duft gefunden ist, müssen wir doch recht viele Flaschen (mit ätherischen Ölen) beschnuppern, mischen, wieder beschnuppern ... Die wichtigste Spiel- und Probierregel lautet: Ein Parfum wirkt dann harmonisch, wenn es drei Noten in sich vereint - die Kopf-, Herz- und Basisnote.

- **Die Basisnoten**: werden auch Fond oder Nachgeruch genannt. Sie sind das, was Stunden später, wenn Kopf- und Herzgeruch verflogen sind, vom Duft übrig bleibt. Sie prägen den Charakter des Parfums und sind in der Lage, Kopf- und Herzgeruch zu binden und langsam abzugeben.
  Empfehlenswerte Öle für die Basisnote: Benzoe, Patchouli, Vetiver, Jasmin, Sandelholz, Myrrhe und Weihrauch

- **Die Herznote:** ist vorwiegend lieblich und blumig. Sie rundet das Parfum ab und ist Mittlerin zwischen Basis und Kopf.
  Empfehlenswerte Öle für die Herznote: Geranie, Lavendel, Kardamom, Neroli, Salbei, Wacholder, Ingwer, Majoran, Rosmarin, Rose, Ylang Ylang

- **Die Kopfnote:** ist leicht, beschwingt, frisch und fruchtig. Sie ist der erste „Eindruck" vom Parfum, aber leider auch der, der am schnellsten verfliegt. *Empfehlenswerte Öle für die Kopfnote*: Bergamotte, Lavendel, Limone, Orange, Pfefferminze

Bei der Zusammenstellung Ihres Parfums sollten Sie mit der Basisnote anfangen und nach und nach, Tröpfchen für Tröpfchen, Kopf- und Herznotendüfte hinzufügen. Dabei immer wieder das Fläschchen schütteln und testen.

Parfumöl

20–25 ml Jojobaöl (oder Kokosnußöl)

10–15 Tropfen ätherische Öle

Nur mit Geduld und Mut zum Risiko findet jeder zu seinem individuellen Duft. Etwas Arbeitsorganisation ist dabei sehr nützlich: ein kleiner Block, in dem alle Mischungen und Zutaten genau notiert werden, hilft dabei und bewährt sich vor allem dann, wenn die Duftkreation gefällt und Nachschub produziert werden soll.

Rosen - der Widerspenstigen Zähmung

Aus dem „Land der Rosen", Syrien, brachten die Kreuzfahrer das Rosenwasser mit, das sie auch Damaszener-Wasser nannten. Die Damaszener-Rose von dunklem, fast hypnotischem Rot gab auch dem seidenen Damast seinen Namen, bei dem man sich mühte, die Farbe der Rose anzunähern.
Diese syrischen Blumen gehören zu den „Alten Rosen" ebenso wie die Gallica-, Portland- und Bourbon-Rosen. Zahlreiche Züchter haben sich ihrer angenommen und später die „Modernen Rosen" geschaffen, wie Teehybriden oder Floribunda-Rosen.
Eine unglaubliche Vielfalt ist gezüchtet worden - doch das zu einem hohen Preis. Aufgrund kommerzieller Interessen haben Rosen viel von einer ihrer bezauberndsten Eigenschaften eingebüßt: ihren Duft. Rosen sind heute haltbarer und die Blüten üppiger, leuchtender und größer als sie es noch vor zehn Jahren waren. Sie sind weniger krankheitsanfällig und genügsamer.
Um das zu erreichen, mußten die Rosen manipuliert werden. Das ist gelungen. Schade nur, daß es ausgerechnet die Duftzellen waren, die dem zum Opfer fielen. Optisch machen die Königinnen der Blumen also nach wie vor viel her - nur die üppig-schwüle Duftverführung hat gelitten.

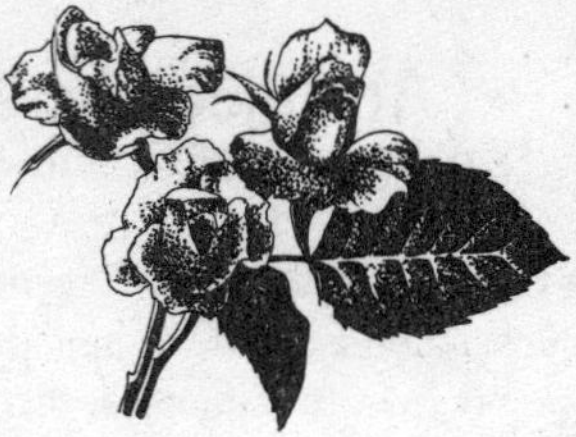

Von Rosen und Wassern

Der Morgentau liegt noch auf den Blütenblättern, wenn die ersten Rosen unsanft in Körben landen. Vom Feld werden sie dann direkt in Hallen transportiert und sofort destilliert. Ein ziemlich unrühmliches Ende für eine so prächtige Blume. Rühmlich aber das Ergebnis, das wertvolle Rosenwasser und das ätherische Öl.
Für einen einzigen Tropfen Rosenöl sind dreißig Rosenblüten erforderlich. So aufwendig ist sonst nur noch die Herstellung von Jasminöl. Beide gehören so zu dem teuersten, was der Aroma- und Kosmetikmarkt zu bieten hat. Rosenöl ist fünfzigmal so teuer wie andere Öle. Allerdings steht auch kein anderes Öl - kaum eine andere Pflanze - so selbstverständlich und weltweit als *das* Symbol für Liebe, Perfektion, Verführung und Pracht.
In der nicht immer stillen Hoffnung, etwas von ihrem Glanz möge auf die Besitzer abstrahlen, sind Rosenwasser und Rosenöl die Bestseller unter den Essenzen. Und das nun seit mehr als 1000 Jahren.

Aromaküche
Kochen mit allen Sinnen

Ätherische Öle in der Küche gelten immer noch als außergewöhnlich und exotisch. Wenn Sie eine Karotten-Rosen-Suppe oder ein Bergamotte-Sorbet servieren, dann können Sie sicher sein, daß Ihre Gäste beeindruckt sind - das ist sonst gar nicht mehr einfach. Und das Beste: So etwas ist nicht schwer zuzubereiten und sogar einfacher, als Kräuter und Gewürze geschickt einzusetzen.
Dabei sollen ätherische Öle keineswegs frische Kräuter oder Gewürze ersetzen, die dem Essen auch wertvolle Vitamine und Mineralstoffe geben. Sie sollen vielmehr dezent den Geschmack der Speisen betonen.
Und: Sie sind ideal in der schnellen Küche - ohne viel Arbeit kann man beispielsweise Joghurt und Quark einen Hauch von Orange oder Zitrone geben, ohne diese vorher waschen, abreiben und abraspeln zu müssen. Als Einstieg in die Aromaküche haben wir ein paar Rezepte für Sie ausgesucht, von Vorspeisen bis zum Dessert. Zu beachten ist lediglich:
Vorsichtig dosieren! Bei sehr intensiven Aromen (z.B. Zimt) genügt schon ein Hauch. Der gelingt am besten, indem man einen Tropfen des Öls auf einen Teelöffel gibt und abtropfen läßt. Nur mit dem am Löffel haftenden Rest wird dann das Essen aromatisiert.

Bei warmen Gerichten die ätherischen Öle erst kurz vor dem Servieren hinzuzufügen, da sie sich schnell verflüchtigen. Damit man die Öle optimal an das Essen „bindet", löst man sie in Eigelb, Speiseöl, Butter, Sahne, Senf, Essig, Alkohol oder Honig auf.

Einige ätherische Öle und ihr kulinarischer Einsatz

- **Anis:** Suppen, Gemüse, Fisch, Gebäck, Drinks
- **Basilikum:** Salate, Suppen, Getreideprodukte, Fleisch, Milchprodukte
- **Bergamotte:** Drinks, Obst, Milchprodukte
- **Dill:** Gemüse, Fisch, Milchprodukte
- **Estragon:** Gemüse, helles Fleisch, Fisch, Getreide, Milchprodukte
- **Grapefruit:** Salate, Getreide, Gebäck, Drinks, Obst, Milchprodukte
- **Kardamom:** Gemüse, Reis, Hülsenfrüchte, Fleisch, Obst, Gebäck, Drinks, Milchprodukte
- **Kreuzkümmel:** Gemüse, Getreide, Fleisch, Fisch, Milchprodukte
- **Lavendel:** Gemüse, Obst, Drinks, Milchprodukte
- **Lemongras:** Suppen, Gemüse, Obst, Fleisch, Fisch, Milchprodukte
- **Pfefferminze:** Gemüse, Obst, Getreide, Fleisch, Fisch, Süßspeisen, Drinks, Milchprodukte
- **Rose:** Gemüse, Drinks, Obst, Milchprodukte
- **Wacholder:** Gemüse, Fleisch, Drinks, Getreide, Milchprodukte

Karotten-Rosen-Suppe

Zutaten für 4 Personen

300 g Möhren

75 g Butter

1 l Gemüsebrühe

125 g Sahne

150 g saure Sahne

1 Tropfen Karottensamenöl

3 Tropfen Rosenöl

1 Prise Meersalz

frischgemahlener schwarzer Pfeffer

Zubereitungszeit: 30 Minuten

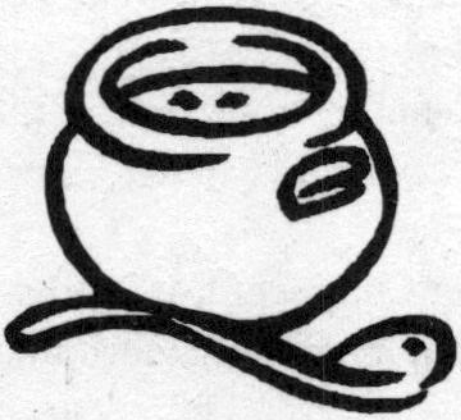

Zubereitung

1. Die *Karotten* putzen und in Scheiben schneiden. Einen EL *Butter* in einem Topf erhitzen und die Karotten darin kurz anbraten.

2. Die *Gemüsebrühe* dazugießen und alles 20–25 Minuten köcheln lassen. Anschließend die Suppe pürieren und nochmals aufkochen lassen und die *saure Sahne* unterrühren.

3. Die *süße Sahne* steif schlagen.

4. Die restliche *Butter* schmelzen, mit dem *Karottensamen-* und *Rosenöl* würzen und in die Suppe rühren. *Salzen* und *Pfeffern* und mit einem Sahnehäubchen servieren.

Feldsalat einmal anders

Zutaten für 4 Personen

500 g Feldsalat

2 EL Balsamico

½ EL Sojasauce

3 EL Honig

1 EL Senf

½ TL Kräutersalz

5 EL Haselnußöl

1 EL gehackte Walnüsse

Parmesan (schmeckt am besten am Stück)

Die ätherische Komponente:

50 ml Walnußöl

3 Tropfen Zitronenthymian-Öl

2 Tropfen Rosmarin-officinalis-Öl

7 Tropfen Clementinenöl

Zubereitungszeit: 30 Minuten

Zubereitung

1. Den *Feldsalat* putzen und gut waschen.

2. *Balsamico, Sojasauce, Honig, Senf* und *Kräutersalz* mit einem Schneebesen anrühren. *Haselnußöl* unterrühren.

3. Die *ätherischen Öle* in das *Walnußöl* einrühren und zu dem angerührten Dressing geben. Alles gut verrühren.

4. Den Feldsalat gut mit dem Dressing mischen und mit den *Walnußkernen* bestreut servieren.
   Parmesan darüberhobeln.

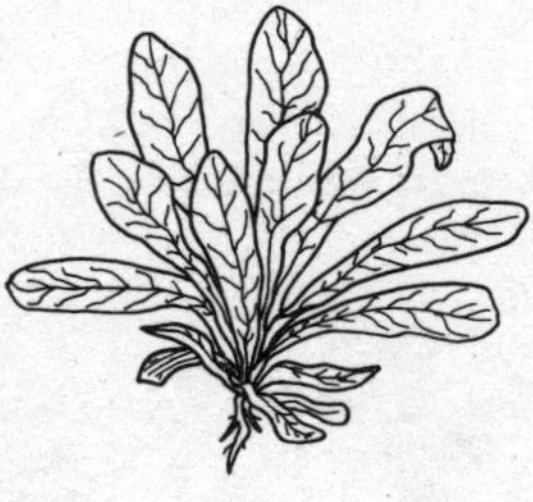

Fix & Flott: Vollkornnudeln mit Salbei

Zutaten für 4 Personen

500 g Vollkornnudeln
2 Tropfen Salbeiöl
3 Tropfen Pfeffer-grün-Öl
125 g Butter
Parmesan
Meersalz

Zubereitungszeit: 30 Minuten

Zubereitung

1. Die *Vollkornnudeln* in reichlich Wasser mit einer Prise *Salz* kochen.

2. Die *Butter* erhitzen und die *ätherischen Öle* unterrühren.

3. Die Nudeln auf den Tellern verteilen, die Salbeibutter darübergeben. *Parmesan* hobeln und darüberstreuen.

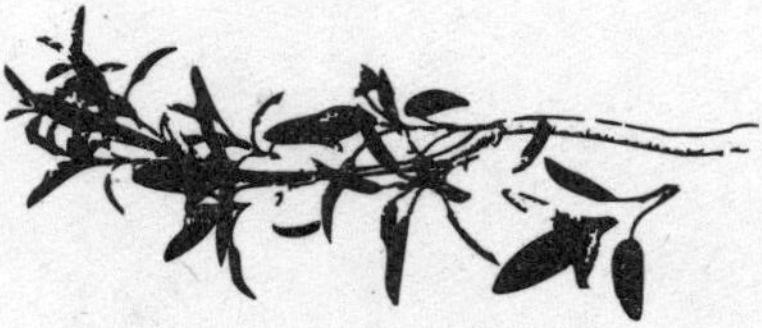

Bergamotte-Sorbet

Zutaten für 4 Personen

2 Eiweiß
150 ml Sahne
2 EL Honig
3 Tropfen Bergamottöl
1 Prise Meersalz
1 Prise Vanillepulver

Zubereitungszeit: 20 Minuten (plus Kühlzeit)

Zubereitung

1. *Eiweiß* und *Sahne* voneinander getrennt steif schlagen.

2. In den *Honig* die *ätherischen Öle* träufeln und zusammen mit den restlichen *Gewürzen* in die Sahne geben.

3. Den Eischnee vorsichtig unter die Sahne ziehen.

4. In der Eismaschine oder im Gefrierfach gefrieren. Wird das Sorbet im Gefrierfach gefroren, sollte es in den ersten Stunden immer wieder umgerührt werden, um die Eiskristalle zu zerkleinern.

Würzöl-Mischungen die kleinen Küchenhelfer auf Vorrat

Vergessen Sie Fertigwürze. Ihre Küche verdient besseres und individuelleres. Für das Herstellen von Würzölmischungen eignen sich alle nativen und hochwertigen Öle aus dem Naturkostladen. Distel-, Erdnuß-, Haselnuß-, Oliven-, Sesam-, Sonnenblumen-, Soja- oder Walnußöl sind ideal. Selbstverständlich sollte hier nur mit 100% reinen ätherischen Ölen gewürzt werden.

Praktische Tips für eigene Kreationen:

- Verwenden Sie Fläschchen à 50 ml aus lichtundurchlässigem Glas.
- Die Grundregel lautet: pro 10 ml Basisöl einen bis maximal fünf Tropfen ätherisches Öl. (Bei Zitrusölen können es mehr sein. Wie immer gilt auch hier: Dosieren Sie vorsichtig, denn Hinzufügen ist leichter als Verdünnen.)
- Zuerst das Basisöl in die Flasche geben, dann das ätherische Öl. Durch Rollen der Flasche zwischen den Handflächen vermischen sich die Öle.
- Würzölmischungen benötigen einige Tage Reifezeit und erreichen in 1–4 Wochen ihr volles Aroma.
- Die Fläschchen mit den Würzölmischungen dunkel und kühl lagern.
- Würzölmischungen tropfenweise, mit Vorsicht und viel Abschmecken benutzen.

Asiatische Würzölmischung

je 3 Tropfen Lemongrasöl und Ingweröl
je 2 Tropfen Pfeffer-grün-Öl und Korianderöl
50 ml Erdnußöl

Provençalische Würzölmischung

1 Tropfen Thymian-rot-Öl
3 Tropfen Oreganoöl
2 Tropfen Rosmarinöl
je 1 Tropfen Lavendelöl und Salbeiöl
50 ml Olivenöl

Würzölmischung für Fleischgerichte

2 Tropfen Wacholderöl
1 Tropfen Nelkenöl
3 Tropfen Pfeffer-schwarz-Öl
2 Tropfen Lorbeeröl
50 ml Sonnenblumenöl

Würzmischung für Pasta & Pesto

Grundrezept

pro 100g Kräuter (z.B. Bärlauch, Kerbel, Rucola):

100 ml Sonnenblumen- oder Olivenöl

5 Tropfen ätherisches Zitronenöl

3 Tropfen ätherisches Basilikumöl oder
3 Tropfen Koriandersamenöl

10g Meersalz

Zubereitungszeit: 20 Minuten

Zubereitung

1. *Kräuter* waschen, trocknen und kleinschneiden.

2. *Ätherische Öle* ins *Öl* mischen und salzen.

3. Die Kräuter in ein dunkles Glas füllen, mit der Würzölmischung bedecken.
   Diese Würzmischung ist bis zu einem halben Jahr im Kühlschrank haltbar.

Unser Tip: Wenn Sie zu dieser würzigen Kräutermischung gehackte Pinienkerne und Parmesan dazugeben, erhalten Sie ein hervorragendes Pesto.

Lesetip:
„Aromaküche im Rhythmus der Jahreszeiten“

Angeregt durch Korfs
Geruchs-Sonaten,
gründen Freunde einen
„Aromaten“.
Einen Raum, in welchem,
kurz gesprochen,
nicht geschluckt wird,
sondern nur gerochen.
Gegen Einwurf kleiner
Münzen treten
aus der Wand balsamische
Trompeten,
die den Gästen in geblähte
Nasen,
was sie wünschen, leicht
und lustig blasen.
Und zugleich erscheint auf
einem Schild
des Gerichtes wohlgetroffnes Bild
Viele Hunderte, um nicht
zu lügen,
speisen nun erst wirklich
mit Vergnügen.

Christian Morgenstern

Dem Rhythmus der Jahreszeiten folgend, laden die außergewöhnlichen und dennoch leicht nachvollziehbaren Rezepte ein, die ganze Fülle der Aromaküche zu genießen. Dieses Buch ist ein Aufruf an alle HobbyköchInnen - und solche, die es noch werden wollen - gesund und kreativ zu kochen.
Eine ausführliche Einleitung enthält Stimmungsvolles, wie nebenstehendes Gedicht, neben interessanten Informationen und Tips für den Gebrauch der ätherischen Öle in der Küche.

„Aromaküche
im Rhythmus der Jahreszeiten“
von Maria M. Kettenring,
ISBN 3-85502-583-5
AT Verlag, Aarau, Schweiz,
144 Seiten, 38,00 DM

Die spirituelle Aromaküche des Ayurveda

„Essen ist in erster Linie Herzens- und Geschmackssache und nicht so sehr eine Angelegenheit des Verstandes." sagt *Dr. Ernst Schrott*, Arzt für Naturheilverfahren, Homöopathie und Maharishi-Ayur-Veda. Ein sympathischer Ansatz, der die Scheu nimmt, sich der ayurvedischen Lebensweise anzunähern. Denn einfach ist das ganze religiös-philosophisch-heilkundliche Gebilde nicht. *Ayur* heißt Leben oder Lebensspanne und *veda* Wissenschaft oder vollständiges Wissen. Die beiden Wörter stammen aus einem Land vor unserer Zeit, aus der Kultur Indiens, in der vor mehr als 5000 Jahren Gelehrte ihr Wissen mündlich an ihre Schüler weitergaben. Um das Jahr 1500 v. Chr. wurden diese Lehren dann aufgeschrieben und prägten das historische, religiöse und philosophische Indien.

Ayurveda ist ein Zweig der vedischen Wissenschaft, die sich mit Gesundheit und Heilung befaßt. 800 v. Chr. wurde die erste ayurvedische Medizinschule gegründet, die die bedeutendsten Heilkundigen und Textsammlungen hervorgebracht hat. Über 1500 Pflanzen und 350 wertvolle Arzneien wurden hier erforscht und festgehalten. Sie bilden auch heute noch die Grundlage für die Ausbildung und Praxis des Ayurveda. Die ayurvedische Heilkunde ist ein gesamtheitliches Gesundheitssystem,

in dem die Wechselbeziehungen von Körper, Geist, Verhalten und Umwelt eine Einheit bilden. Oberstes Ziel ist es, diese Einheit aufrechtzuhalten beziehungsweise sie wiederherzustellen, wenn sie gestört wurde. Am bekanntesten und verbreitetsten ist in den westlichen Kulturen der *Maharishi Ayur-Veda*. Er basiert auf den klassischen Schriften, hat aber moderne wissenschaftliche Erkenntnisse in seine Lehre integriert.
Die bei uns bekanntesten Ansätze für ein langes und gesundes Leben sind:
❂ *Pancha Kama* - eine Reinigungstherapie, die den Körper von schädlichen Ablagerungen befreit ❂ *Musiktherapie* - mit Gandharva-Veda-Musik, der ewigen Musik der Natur ❂ *Farb und Aromatherapie* - Farbanwendungen und Duftmischungen wirken auf die psychosomatischen Regelkräfte ein ❂ *Urklang* - Heilung durch den Urklang der Organe ❂ *Rasayanas* - Kräuter und Mineralien stärken Körper und Geist (am bekanntesten sind die Kräuter *Amrit Kalash*, die Radikalfänger sind und das Immunsystem stärken) ❂ *Bewußtsein* - transzendentale Meditation vermittelt innere Stille, und die Erfahrung des *Veda*.
Generell spielen im Ayurveda die Ernährung und speziell die Aromen der Lebensmittel eine zentrale Rolle. Wir zeigen hier einige aromatische Rezeptbeispiele. Wer mehr wissen will findet auf den Seiten 128-129 weiterführende Adressen.

Der Ayurvedische Essens-Knigge

- Essen Sie regelmäßig, möglichst immer zu gleichen Zeiten, in ruhiger Umgebung. Setzen Sie sich hin - ohne Zeitung und ohne TV- oder Radioberieselung.

- Warten Sie auf Ihr Hungergefühl (etwa alle drei bis sechs Stunden) und meiden Sie Zwischenmahlzeiten.

- Die Hauptmahlzeit sollte Mittags eingenommen werden. Abends dagegen nur noch leichte Kost, ohne tierisches Eiweiß.

- Das Essen sollte immer frisch zubereitet werden - mit vollwertigen und naturbelassenen Nahrungsmitteln aus der eigenen Region.

- Bereiten Sie das Essen schmackhaft zu und richten Sie es appetitlich an - es sollte alle fünf Sinne ansprechen und befriedigen.

- Zu den Mahlzeiten sollte heißes Wasser, Kräutertee oder Saft getrunken werden. Keine Milch, die am besten allein oder zu Süßspeisen getrunken wird.

- Das Essen soll abwechslungsreich und ausgewogen sein sowie alle sechs Geschmacksrichtungen enthalten (siehe Seite 122f.). Spezielle Empfehlungen richten sich nach dem Konstitutionstyp, der von Ayurveda-Fachfrauen oder -männern bestimmt wird (siehe Seite 128–129).

- Unser Bedürfnis und Appetit soll den Speiseplan bestimmen, da der Körper am besten weiß, was er braucht. Nur bei Krankheit und Ungleichgewicht kann dieses Gespür für die Bedürfnisse gestört sein.

- Zu Vermeiden sind: Alkohol, Kaffee, kohlensäurehaltige Getränke und Schokolade.

- Mit Honig sollte nicht gekocht oder gebacken werden, denn erhitzter Honig erzeugt *Ama*, das den Stoffwechsel stört. Auch eiskalte Nahrung und Getränke sollen die Verdauungskraft schwächen.

Die sechs Geschmacksrichtungen - Rasas

In der ayurvedischen Lehre gelten die Geschmacksrichtungen als die Klangfarben der Nahrungsmittel. Sie geben den Ton für eine ausgewogene Ernährung an.
Denn - so die ayurvedische Lehre - ein natürliches Verlangen nach einem bestimmten Geschmack zeigt einen Mangel oder ein körperlich-geistiges Ungleichgewicht an. Jeder Geschmack hat seine eigene Wirkung und Bedeutung für die Stimulation der Verdauungssäfte und -organe.
Ein vollkommenes ayurvedisches Menü enthält alle sechs Geschmacksrichtungen und somit aus ernährungswissenschaftlicher Sicht auch gleichzeitig die wichtigsten Lebensmittel.

Die Geschmacksrichtungen im Überblick

- **Süß:** regt die Bauchspeicheldrüse an und beruhigt
  Süße Lebensmittel sind: Reis, Süßkartoffeln, Fladenbrot, Getreide, Nudeln, Süßspeisen

- **Sauer:** regt an und kräftigt die Magendrüsen; diese Geschmacksrichtung gilt als der stärkste Stimulator der Speichelsekretion und sorgt für Zufriedenheit
  Saure Lebensmittel sind: Joghurt, Zitrone, Essig, Lassi (ein salziges oder auch süßes und liebliches Joghurtgetränk, das fester Bestandteil eines ayurvedischen Essens ist)

- **Salzig:** regt den Appetit und den Wasserhaushalt an, stabilisiert Körper und Geist
  Salzige Lebensmittel sind: alle Salzarten, wobei zum Würzen Steinsalz bevorzugt wird

- **Scharf:** regt den Stoffwechsel an, erzeugt Wärme, reinigt und aktiviert
  Scharfe Lebensmittel sind: alle Küchengewürze, Kräuter und Salate

- **Bitter:** reinigt und klärt, stimuliert Leber und Galle, belebt
  Bittere Lebensmittel sind: Gemüse, Salate, Gewürze und Kräuter

- **Herb:** wirkt zusammenziehend, schleimhautberuhigend, trocknet und belebt
  Herbe Lebensmittel sind: Dhals (Gerichte aus Hülsenfrüchten, die mit frischen Kräutern zubereitet werden), Hülsenfrüchte (vor allem Mungbohnen), manche Gemüsesorten (Spinat, Kohl, Broccoli, Spargel, Auberginen, Wirsing), Rhabarber

Ayurvedische Gerichte

Wir haben für Sie als kleinen Einstieg in die ayurvedische Küche ein Hauptgericht, ein Chutney, ein Dessert und ein Lassi herausgesucht, die auch für AnfängerInnen unproblematisch zuzubereiten sind. Sie können ohne exotische und umständlich zu beschaffende Zutaten gekocht werden.

Curry-Kartoffel-Auflauf

Zutaten für 4 Personen

8–10 ungeschälte Kartoffeln
200 g Sahne
⅛ l Gemüsebrühe
1 TL Kurkuma
1 TL gemahlener Kreuzkümmel
1 TL frisch geriebener Ingwer
½ TL gemahlener Koriander
1 Prise Chilipulver
1 Msp. Muskat
2 EL gehackte Petersilie

Zubereitungszeit: 20 Minuten (plus Backzeit)

Zubereitung

1. *Kartoffeln* waschen und 15 Minuten kochen, pellen und in Scheiben schneiden. In „Ziegeldachformation" in eine gefettete Auflaufform legen.

2. Die *Sahne* und die *Brühe* gut verrühren. *Gewürze* hinzufügen und über die Kartoffelscheiben gießen.

3. Bei 200°C etwa 20–30 Minuten backen. Mit *Petersilie* garnieren und servieren.

Cashew-Petersilien-Chutney

Zutaten für 4 Portionen

½ Tasse gehackte Cashewnüsse

2 Tassen feingehackte Petersilie

1 gehäufter TL frisch gehackter Ingwer

2 EL Joghurt, ½ TL Salz

3 EL Vollrohrzucker, 2 EL Zitronensaft

Zubereitungszeit: 10 Minuten

Zubereitung

Alle Zutaten im Mixer pürieren. Und wenn Sie's ganz heiß mögen, können Sie bis zu einem Teelöffel Cayennepfeffer hinzufügen.

Dattel-Orangen-Salat

Zutaten für 4 Personen

4 Orangen

2 EL Honig

½ TL Bourbon-Vanille

2 EL Vollrohrzucker

½ TL Zimt

2 Prisen Anis

200 g Datteln

100 g Frischkäse (Mascarpone)

Zubereitungszeit: 20 Minuten (plus Marinierzeit)

Zubereitung

1. *Orangen* heiß waschen, etwas Schale abreiben. Eine Orange auspressen. Den Saft mit der abgeriebenen Schale, *Honig, Vanille, Zucker* und *Gewürzen* verrühren. *Datteln* hineingeben und 1 Stunde marinieren.

2. Die restlichen Orangen schälen und in Scheiben schneiden. Aus einigen Schalen hauchdünne Streifen schneiden. Orangenscheiben auf Tellern anrichten, Datteln darauflegen. Marinade mit dem *Frischkäse* verrühren, auf das Obst geben und mit den Orangenstreifen bestreuen.

Mango-Lassi

Zutaten für 4 Personen

⅓ l Joghurt

⅔ l Wasser (auch Mineralwasser)

1 reife Mango

1 Prise Kardamom

1 Prise Ingwerpulver

Vollrohrzucker nach Belieben

Zubereitungszeit: 10 Minuten

Zubereitung

1. *Mango* schälen und im Küchenmixer pürieren.

2. *Joghurt* mit dem *Wasser* und dem Mangopüree gut verrühren. *Gewürze* hinzufügen, eventuell nach Geschmack mit *Zucker* süßen.
   Nochmals im Küchenmixer schaumig schlagen.

Adressen der Ayurveda-Zentren

Hier erhalten Sie fundierte und seriöse Informationen rund um Ayurveda und dessen Praxis im deutschsprachigen Raum.

Maharishi Ayur-Veda Gesundheitszentrum
Rothenbaumchaussee 26
20148 Hamburg
Telefon (0 40) 45 20 80, Fax (0 40) 44 76 97

Maharishi Ayur-Veda Gesundheitszentrum
Wilhelm-Busch-Straße 1
49661 Cloppenburg
Telefon (0 44 71) 8 12 18, Fax (0 44 71) 8 12 19

Maharishi Ayur-Veda Gesundheitszentrum
Am Berg 11
49143 Bissendorf
Telefon (0 54 02) 7 50, Fax (0 54 02) 75 46

Maharishi Ayur-Veda Gesundheitszentrum
Elsen, Raiffeisenstraße 6
33106 Paderborn
Telefon (0 52 51) 7 23 67, Fax (0 52 51) 7 23 67

Parkschlößchen Bad Wildstein
Wildbadstraße 201
56841 Traben-Talbach
Telefon (0 65 41) 7 05-0, Fax (0 65 41) 70 51 20

Maharishi Ayur-Veda Gesundheits- und Seminarzentrum
Am R.-Kampe-Sprudel
56130 Bad Ems
Telefon (0 26 03) 22 20, Fax (0 26 03) 31 22

Maharishi Institut für Ayurveda
Kurhotel Breitenbrunn
77887 Sasbachwalden
Telefon (0 78 41) 68 20, Fax (0 78 41) 2 31 22

Maharishi Ayur-Veda Am Sternberger See GmbH
Hindenburgstraße 21
82343 Pöcking
Telefon (0 81 57) 71 33, Fax (0 81 57) 70 68

Maharishi Ayur-Veda Gesundheitszentrum Regensburg
Hans-Sachs-Straße 9b
93049 Regensburg
Telefon (09 41) 2 67 71, Fax (09 41) 2 22 94

Im Internet: http://www.maharishi-ayur-veda.de

Rund um Aromatherapie

Hier werden alle Ihre Fragen zu Aromaölen und -therapie fachkundig und kompetent beantwortet. Neben weiterführender Literatur werden von diesen Institutionen auch Seminare und Weiterbildungskurse, die von Fachfrauen und -männern gehalten werden, angeboten

Arven-Schule für ganzheitliche Aromatherapie und -pflege
Susanne Fischer-Rizzi
Haberreuthe 1, 87477 Sulzberg

Forum Essenzia e.V.
Aromatherapie und Aromapflege
Panoramastr. 17, 87477 Sulzberg

Primavera Life
Seminare und Fachseminare
Am Fichtenholz 5, 87477 Sulzberg

International Federation of Aromatherapies
Stamford House, 2-4 Chiswick High Road
London W4 1TH, England

International Society of Professional Aromatherapists
ISPA House, 82 Ashby Road
Hinckley, Leics OE10 1SN, England

Tisserand Institute
65 Church Road, Hove
East Sussex BN 2 BD, England

Anbieter von Seminaren zur Aromaküche

Köchegemeinschaft
Gesunde Ernährung e.V.
Postfach 35, 87643 Schwangau

Kurhaus Schratt
Gerlinde Schratt
Sägmühle 19, 87534 Oberstufen-Steibis

Auch viele Naturkostläden und Volkshochschulen bieten informative Kurse zum Thema Kochen mit Aroma bzw. mit ätherischen Ölen. Für den Einstieg sind diese durchaus empfehlenswert, können aber auch für „alte Hasen" manch ausgefallene und neue Anregung bieten.

Verbände aus dem Bio-Bereich

AGÖL Arbeitsgemeinschaft Ökologischer Landbau
Brandschneise 1, 64295 Darmstadt
Telefon (06155) 2081, Fax (06155) 2083
hier erfahren Sie die Adressen der wichtigsten Bio-Verbände und -Anbieter von Aromaölen

AGÖF Arbeitsgemeinschaft Ökologischer Forschungsinstitute, Geschäftsstelle im Energie- und Umweltzentrum, 31832 Springe/Eldagsen
Telefon (05044) 97575, Fax (05044) 97577

BNN Bundersverband Naturkost Naturwaren
Robert-Bosch-Straße 6, 50354 Hürth-Efferen
Telefon (0221) 9633833, Fax (0221) 9633830

Umwelt-Verbände

BBU Bundesverband Bürgerinitiativen Umweltschutz
Prinz-Albert-Str. 43,
53113 Bonn
Telefon (0228) 214032, Fax (0228) 214033

BUND
Bund für Umwelt und Naturschutz Deutschland e.V.
Im Rheingarten 7,
53225 Bonn
Telefon (0228) 40097-0, Fax (0228) 40097-40

Greenpeace e.V.
Große Elbstr. 39,
22767 Hamburg
Telefon (040) 306180, Fax (040) 30618100

Naturschutzbund Deutschland
Tübinger Straße 15,
70178 Stuttgart
Telefon (0711) 966720, Fax (0711) 9667233

Robin Wood e.V.
Langemarcstraße 210,
28199 Bremen
Telefon (0421) 598288, Fax (0421) 5982872

Umweltstiftung WWF Deutschland
Am Güthpol 9,
28757 Bremen
Telefon (0421) 658460

AGV Arbeitsgemeinschaft der Verbraucherverbände e.V.
Heilsbachstraße 20, 53123 Bonn
Telefon (0228) 64890, Fax (0228) 644258
AGV Broschürendienst, Postfach 1116, 59930 Olsberg

Die Verbraucher Initiative e.V.
Breite Straße 51, 53111 Bonn
Telefon (0228) 7263393, Fax (0228) 7263399

TransFair Verein zur Förderung des Fairen Handels
mit der „Dritten Welt" e.V.
Remigius Straße 21, 50937 Köln
Telefon (0221) 9420400, Fax (0221) 94204040

Stiftung Warentest Beratungsdienst
Lützowplatz 11-13, 10785 Berlin
Telefon (030) 26310, Fax (030) 2611074

UGB Verband unabhängiger Gesundheitsberater
Keppler Str. 1, 33390 Gießen
Telefon (0641) 77785

Verbraucherschutzverein
Bayreutherstr. 41, 10787 Berlin
Telefon (030) 2148740

Zeitschriften

BUNDmagazin
Im Rheingarten 7,
53225 Bonn
Telefon (0228) 40097-57, Fax (0228) 40097-40

ÖKO-TEST
Postfach 900766,
60447 Frankfurt
Telefon (069) 97 77 70, Fax (069) 97777139

Schrot & Korn
Am Eichwald 24,
64850 Schaafheim
Telefon (06073) 74820, Fax (06073) 748299

Test
Stiftung Warentest Vertrieb
Postfach 810660,
70532 Stuttgart
Telefon (0180) 2321313 (zum Ortstarif)

Infoangebot zu Naturkost - Bezugsquellen, Rezepte, Warenkunde, Produktbeschreibungen und vieles mehr:
http://www.naturkost.de

AGÖF Arbeitsgemeinschaft ökologischer Forschungsinstitute
http://www.agoef.com

Ayurveda im Internet:
http://www.maharishi-ayur-veda.de

BNN Bundesverbände Naturkost Naturwaren
http://www.naturkost.de

Naturwarenhaus
http://www.naturwarenhaus.de

ÖKO-TEST - http://www.oekotest.de

Primavera Life
http://www.primavera-life.de

Verbraucher-Initiative
http://www.umwelt.de/initiative/verbraucher

„Ätherische Öle"
Was Sie schon immer über ätherische Öle wissen wollten, wird hier von kompetenter Seite beantwortet. Mit mehr als 300 Farbfotos werden hier 160 ätherische Öle umfassend präsentiert, mit vielen Tips und Rezepten für inspirierende und sinnliche Dufterlebnisse.
Eigenverlag: Primavera Life, 120 Seiten, 18,80 DM

„Das Rosenbrevier"
Ein Ratgeber über Rosen und die Anwendung von Rosenöl, mit vielen Tips für Naturkosmetik, Körperpflege und Rezepten für aromatische Naschereien - ein Buch für rosige Zeiten.
Eigenverlag: Primavera Life, 9,90 DM

„Himmlische Düfte - Aromatherapie"
Susanne Fischer-Rizzi, ISBN 3-89631-338-X
Irisiana Verlag, München, 259 Seiten, 49,80 DM

„Aroma-Massage - Gesundheit und Wohlgefühl für Körper und Seele“
Susanne Fischer-Rizzi, ISBN 3-88034-654-2
Irisiana Verlag, München, 208 Seiten, 39,80 DM

„Ratgeber Ätherische Öle für Wohlbefinden, Schönheit, Gesundheit“
Monika Werner, ISBN 3-7742-2028-x,
Gräfe & Unzer, München, ca. 96 Seiten, 19,90 DM

„Sanfte Massage mit ätherischen Ölen“
Monika Werner, ISBN 3-7742-2574-5
Gräfe & Unzer, München, ca. 96 Seiten, 19,90 DM

„Praxis der Neuen Aromatherapie“
Kurt Schnaubelt, ISBN 3-8025-1348-7
vgs verlagsgesellschaft Köln, 85 Seiten, 24,80 DM

„Ätherische Öle und Essenzen“
Shirley Whitton, ISBN 3-89508-525-1
Könemann Verlag, Köln, 80 Seiten, 9,90 DM

Bücher zu Aromaküche

„Aromapflanzen - Wie Aromapflanzen am besten gedeihen und wie vielfältig ihre Einsatzmöglichkeiten in der Küche sind"
Eduard Lebleu, ISBN 3-8001-6652-6
Ulmers Gartenschule, Eugen Ulmer-Verlag, Stuttgart
63 Seiten, 19,80 DM

„Kochen mit ätherischen Ölen"
Monika Werner, ISBN 3-7742-2960-0
Gräfe & Unzer, München, 64 Seiten, 12,90 DM

„Aromaküche im Rhythmus der Jahreszeiten - Gesund und kreativ kochen mit ätherischen Ölen"
Maria M. Kettenring, ISBN 3-85502-583-5
AT-Verlag, Aarau, Schweiz, 144 Seiten, 38,00 DM

„Die köstliche Küche des Ayurveda"
Dr. med. Ernst Schrott, ISBN 3-576-10512-3
Mosaik Verlag, München, 159 Seiten, 49,90 DM

„Heilende Gewürzküche"
Dr. Jörg Zittlau, ISBN 3-7787-3665-5
Ludwig Verlag, München, 176 Seiten, 29,90 DM

„Heilen mit der Natur"
Karen Sullivan, ISBN 3-576-911166-2
Mosaik Verlag, München, 255 Seiten, 59,90 DM

„Die BLV Enzyklopädie der Heilpflanzen"
Über 550 Heilkräuter, ihre medizinische Wirkung und Anwendung
Andrew Chevalier, ISBN 3-405-15457-X
BLV Verlagsgesellschaft München, Wien, Zürich
336 Seiten, 78,00 DM

„Dumont's grosse Kräuter-Enzyklopädie"
Kräuter - ihr Anbau, ihre Blütezeit, Ernte, Verwendung
Dumont Buchverlag, Köln, ISBN 3-7701-4607-7
424 Seiten, 39,90 DM

„Das Buch vom Duft“
Aromatherapie, Potpourris und Kosmetik zum Selbermachen - von Duftbädern bis duftende originelle Geschenkideen - hier finden Sie Anregungen zum Wohlfühlen und Entspannen.
Ursula Braun-Bernhart, ISBN 3-440-06911-7,
Verlag: Franckh-Kosmos, Stuttgart, 123 Seiten,
39,80 DM

„Schönheit aus dem Orient - Natürliche Körperpflege zum Wohlfühlen“
Ein Schönheitsbuch mit orientalischem Charme - wie aus 1001 Nacht. Mit einer Fülle einfacher Naturrezepte mit Zutaten von Avocado, Orangen, Oliven über Lavendel bis Rosenöl - hier finden Sie exotische und gleichzeitig einfache Tips zu Körperpflege und Entspannung. Sympathischer Tenor des Buches: „Schönheit ist kein Arbeitsprogramm, sondern entsteht aus der Lust am eigenen Körper.“
Wendy Buonaventura, ISBN 3-88897-216-7
Verlag Antje Kunstmann, 192 Seiten, 48,00 DM

„Naturkosmetik. Das Praxisbuch"
Ist ein Ratgeber für Schönheitspflege auf natürliche Art mit Hilfe von Biowirkstoffen wie ätherischen Ölen. Wertvolle Tips für Einkauf, Zubereitung und Konservierung sowie Verbrauchertips zum Thema Naturkosmetik zum Kaufen runden dieses Buch ab.
Rita Stiens, ISBN 3-517-07510-8
Südwest Verlag, München, 208 Seiten, 29,80 DM

„Das ist Naturkosmetik"
Gehört zu der kleinen Bücherreihe von Schrot & Korn, die kurz und bündig Informationen und praktische Tips rund um natürlichen Lebensstil und gesunde Waren bieten. Hier finden Sie Rezepte für Cremes, Lotionen, Shampoos und - ganz auf der Höhe der Zeit - zu „Wellness" und „Fitness" sowie eine ausführliche Warenkunde und Hintergrundinformationen zu Kosmetik.
Christine Guist, Harry Assenmacher,
ISBN 3-9806429-5-x, gesund essen verlag,
144 Seiten, 5,00 DM

„Das Alternative Branchenbuch 1999 - natürlich, konsequent, ökologisch"
Das Buch für umweltbewußtes Einkaufen. Mit über 20000 Bezugsquellen aus den Bereichen Lebensmittel aus kontrolliert biologischem Anbau, biologische Baustoffe, alternative Medizin und sanfte Technologien.
ISBN 3-925646-24-8, Altop-Verlag, München
496 Seiten, 10,00 DM

Glossar